LOCO CURE 座談会

上肢のしびれ・痛み・麻痺を呈する患者に対する
治療の選択

開催：2017年10月6日（金）

Summary

上肢のしびれや痛み，麻痺が生じる疾患は多様かつ重篤な疾患も含まれ，鑑別が重要なポイントとなる．また治療においては，薬物治療や手術治療以外にインターベンショナル治療が注目されており，他科との連携による集学的アプローチが必要な場面もある．今回は整形外科，ペインクリニックの先生方にお越しいただき，上肢のしびれや痛み，麻痺に対する診断，治療の在り方について双方の視点を交えてお話いただいた．

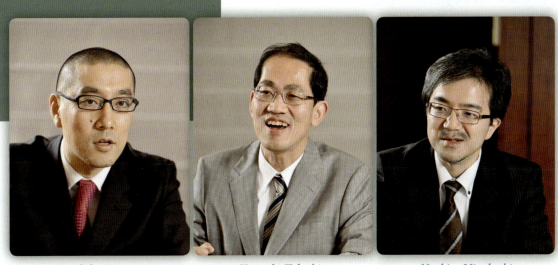

Masahiko Sumitani　　　Katsushi Takeshita　　　Naohisa Miyakoshi

出席者（敬称略）

竹下　克志（司会）
（自治医科大学整形外科教授）

住谷　昌彦
（東京大学医学部附属病院緩和ケア診療部長）

宮腰　尚久
（秋田大学大学院医学系研究科整形外科学准教授）

竹下　整形外科の日常診療において，上肢のしびれや痛み，麻痺の訴えは頻繁に耳にします．一方，その原因は上肢病変にとどまらず，神経疾患や代謝性疾患そして頻度の高い頚椎疾患などきわめて多様で，きちんと診断し適切な治療をおこなうことが大切です．本日はまず診断についてお伺いした後，メインとなる治療の話に移りたいと思います．

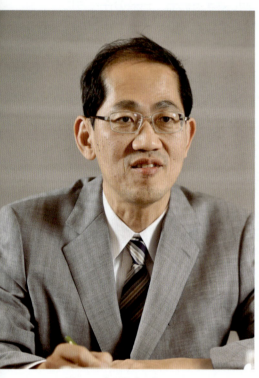

Katsushi Takeshita

Profile

竹下克志
（自治医科大学整形外科教授）

1987年東京大学医学部卒業，1996年東京大学整形外科医局長，1999年米国シンシナティ大学小児病院整形外科リサーチフェロー，2003年米国ワシントン大学整形外科リサーチフェロー，同年米国コロラド大学ヘルスメディカルセンター整形外科リサーチフェロー，2004年東京大学付属病院整形外科講師，2005年JOA-AOA Traveling Fellow，2010年SRS Traveling Fellow，2012年東京大学医学部整形外科准教授，2014年より現職．
所属学会：Scoliosis Research Society (Active Fellow), Cervical Spine Research Society (Corresponding member), 日本整形外科学会（代議員），日本脊椎脊髄病学会（理事），東日本整形災害外科学会（評議員）など．

重篤な疾患を見逃さないための注意点

竹下　以前，私が診た患者さんで手のしびれを訴え，ヘルニアの再発として治療されたものの，どうもおかしいということで紹介いただいたところ，パンコースト腫瘍だと判明したことがあります．これは自戒を込めて気をつけなくてはならない症例だと思いましたが，パンコースト腫瘍も含め，重篤な疾患を見逃さないための注意点について，宮腰先生からお願いいたします．

宮腰　普段，上肢に症状がある疾患を診断するうえで神経根症，頚部脊髄症，胸郭出口症候群，肘部尺骨神経障害，尺骨管症候群などを念頭に置いており，その他red flagとして転移性の腫瘍や頚髄腫瘍，パンコースト腫瘍の可能性を検討しています（表❶）．疾患を知っているかどうかで，診断精度が大きく違いますから，まず疾患についての勉強・教育が大事だと考えています．また，教科書レベルの話になりますが，頚椎を撮影したら肺尖部も見る，あるいは高齢者の問診ではがんの治療歴や既往をたずねるなどの基本的なことが，red flagの見逃しを防ぐためにも重要です．

竹下　頚椎レントゲン写真の正面像については，先ほどのパンコースト腫瘍と判明した患者さんもよく見ると第一肋骨が溶けているなどの変化がありましたから，それを見逃さないというのは大切ですね．住谷先生はいかがでしょうか．

住谷　パンコースト腫瘍のようにがん自体を見逃すことはないのですが，鎖骨下リンパ節の転移性腫瘍が腕神経叢を圧迫している場合があります．リンパ節転移は軟部組織の中に隠れていることがありレントゲンだけでは軟部組織陰影に隠れているため，診断がもう一段階難しくなります．椎間板ヘルニアなどによる神経根症の場合は，痛みが主症状であることが珍しくないと思いますが，パンコースト腫瘍や鎖骨下リンパ節の転移性腫瘍による神経圧迫の場合には，痛みよりも運動麻痺の症状が

表❶　上肢症状を呈する疾患

- 頚椎症性神経根症
- 頚部脊髄症
- 胸郭出口症候群
- 肘部尺骨神経障害
- 尺骨管症候群
- 手根管症候群
- 転移性頚椎腫瘍，頚髄腫瘍
- パンコースト腫瘍
- 神経内科疾患

上肢のしびれ・痛み・麻痺を呈する患者に対する治療の選択

強く出ることが多いような印象を持っています．したがって，痛みか運動麻痺か，どちらが患者の訴えとして目立つかで腫瘍を疑う一つのきっかけとして考えています．

Red flagについては，最近経験した患者さんで，腰痛の原因が脳あるいは心の問題に起因していると耳にしたことで整形外科を受診せず，実際にはがんによる腰椎転移だったというケースがありました．痛みの診療では心理的な面の評価も重要ですが，まずは整形外科で適切な運動器の評価を受けていただくように受診を促す必要があるのではないかと思います．

竹下 Red flagは時間軸が非常に大事ですから，学生に指導する際にも何度も繰り返してその重要性を伝える必要があると感じています．心理的な面については慢性腰痛などでは診療に臨床心理士さんの参画が今後重要と思います．

神経内科へ紹介する タイミング

竹下 上肢の疾患とくに神経内科的な疾患については，いつ神経内科に紹介するかがポイントの一つかと思いますが，宮腰先生のご意見をお聞かせください．

宮腰 どのような症例を紹介するべきか迷うところですが，整形外科は最終的には手術ができるかどうかをみながら診察をすると思います．われわれの知識でわからない症例や，薬物治療をしっかりおこなう必要がある症例は神経内科の先生にお願いしているのが現状です．われわれの病院では，整形外科と神経内科が同じ病棟にあり，判断が難しい患者さんについてはすぐに診ていただける連携体制となっています．また診断については，とくに高齢の患者さんでは複数の病気が併存し，どの疾患がメインなのかわからず，迷うことがあり，神経内科の先生から電気生理学的な診断についても教えていただいています．

神経障害性疼痛に対する 薬物治療

竹下 ここ数年でとくにさまざまな薬剤が出ており，選択に迷う整形外科医もおられるかと思います．住谷先生，神経障害性疼痛を中心に薬物治療についてご意見をお聞かせください．

住谷 まず痛みの原因を探り，侵害受容性疼痛であれば，炎症との関与を評価します．炎症が神経に及んだ場合には，神経障害性疼痛と侵害受容性疼痛の両方の要素をもつことになりますが，この場合にはNSAIDsや選択的COX-2阻害薬を併用します．神経障害性疼痛に関しては，日本ペインクリニック学会が『神経障害性疼痛薬物療法ガイドライン』を作成しており，第一選択薬にプレガバリンとデュロキセチン，三環系抗うつ薬，第二選択薬にワクシニアウイルス接種家兎炎症皮膚抽出液含有製剤とトラマドール，第三選択薬には強オピオイド鎮痛薬を推奨しています（図❶）．

第一選択薬のなかでも，プレガバリンとデュロキセチンの選択について質問されることが多いのですが，まだ明確な基準がないのが現状で，国際的にもコンセンサスはありません．しかしながら，両者の特徴として，まずデュロキセチンは比較的軽症の方には1週間程度の間隔を空けて20 mgずつ漸増でき，鎮痛有効量までの到達が早いことが挙げられます．一方で，プレガバリンは眠気の副作用を有することから鎮痛有効量まではゆっくりと増量する必要がありますが，一方で眠気も治療効果と考えるとたとえば椎間板ヘルニアによる頚椎神経根症で痛くて眠れないような患者さんにより適する可能性があります．第二選択薬に関しては，軽症であればノイロトロピン®を使用し，プレガバリンないしはデュロキセチンで効果が不十分な場合にはトラマドールを併用します．副作用対策の観点から各薬剤の用量をできるだけ少なくし，併用療法を一般的な診療としています．

竹下 多剤を使用するうえで，トラマドールにはセロトニン・ノルアドレナリン再取り込み阻害薬（serotonin-noradrenaline reuptake inhibitor：SNRI）の効果もあ

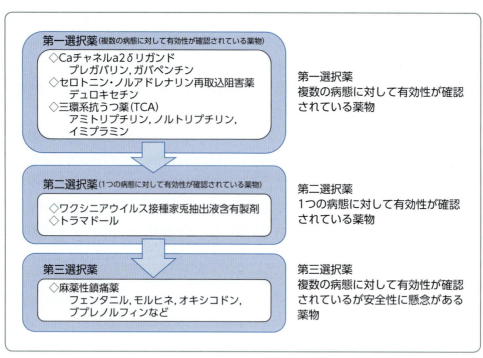

図❶ 神経障害性疼痛の薬物療法アルゴリズム
(神経障害性疼痛薬物療法ガイドライン改訂第2版,2016より引用)

り,結果的にオーバードースにならないかという懸念がありますがいかがでしょうか.

住谷 デュロキセチンに関しては,そのような懸念は少ないと思いますが,三環系抗うつ薬を高用量使用している場合には,セロトニン症候群のリスクに注意が必要になります.

竹下 整形外科ではペインクリニックと薬物療法のアプローチが少し異なると思いますが,いかがでしょうか.

宮腰 整形外科医は基本的に患者さんの精神的な面を除いて診ることが多い一方,三環系抗うつ薬は精神疾患の薬剤ですから,痛みに対する使用は敬遠しがちな面があると考えています.つまり,少し抑うつ的な症状があるから,三環系抗うつ薬を処方してみようというようなアプローチになっており,整形外科ではあまり痛みに対しては普及していないのではないかと思います.精神科で使用される薬剤については,たとえば腰痛症などに適応がなければ,使いづらいと感じる整形外科医は少なくないと思います.

竹下 地域にもよりますが,いまだに痛みに対してNSAIDsしか使っていない整形外科医もおられますね.一方ペインクリニックの先生は一般整形外科医としては驚くような高用量を処方する先生もいらっしゃいますし,薬物治療の標準化という点では課題のある状況になっています.

住谷 三環系抗うつ薬を抑うつ症状に対して使用する場合とくらべ,疼痛に対して使用する場合には用量が1/2〜1/3と言われており,鎮痛効果のみを期待して三環系抗うつ薬を使用します.ただ,エキスパートオピニオンとして申し上げると,三環系抗うつ薬は抑うつ症状を伴う疼痛患者のほうが効果的であるのが実情で,デュロキセチンも同様の傾向があります.一方で,デュロキセチンの治験では抑うつ症状のない患者さんを対象としたうえで,鎮痛効果が認められています.

インターベンショナル治療の概説と現状

竹下 近年,インターベンショナル治療は新しいものが次々と開発され,ペインクリニックだけでな

上肢のしびれ・痛み・麻痺を呈する患者に対する治療の選択

く整形外科でもおこなわれるようになってきており，非常に注目されています．最近は整形外科でも脊髄刺激療法を導入している施設がありますが，まだまだペインクリニックの先生の知識や経験が圧倒的に多い分野だと思われます．住谷先生より概説をお願いいたします．

住谷 まず，麻酔科ペインクリニックでおこなうインターベンショナル治療は，神経の伝導を遮断する方法と，神経を刺激する方法の2つに大別されます．

遮断する方法には，比較的作用時間が短い局所麻酔を用いたものや，パルス高周波あるいは熱凝固と言われる神経を破壊する方法があります．局所麻酔を使う神経ブロックについては，前向き試験で多くのデータがありますが質の高いエビデンスがなく，患者さんのアウトカムを改善するというより椎間板ヘルニアの急性期の痛みを少し緩和する意味でおこなわれているように思います．パルス高周波ないしは熱凝固に関しては脊髄神経後枝内側枝熱凝固術があり，脊椎椎間関節性腰痛に対しておこなわれます．こちらは腰椎，頚椎について質の高いエビデンスがあり（図❷），椎間関節性の腰痛や頚部痛に伴う放散痛としての上肢痛，下肢痛に対しても積極的な治療がおこなわれています．

神経を刺激する主な方法として脊髄刺激療法があり，薬物療法抵抗性の神経障害性疼痛に対してよいエビデンスが報告されています．ただ，通常の椎間板ヘルニアによる神経根症やミエロパチーに対して，脊椎手術前に施行したエビデンスはなく，脊椎手術後に痛みが残存している場合の有力なオプションになるのではないかと考えています（図❸）．

竹下 われわれもペインクリニックの先生とインターベンショナル治療に取り組み始めていますが，開業医の先生が紹介したいというときにも，受けられる治療になりつつあるのでしょうか．

住谷 脊髄刺激療法の実施施設はまだ多くないのが実情で，ペインクリニックより脳外科で積極的に実施されていることが多いと思い

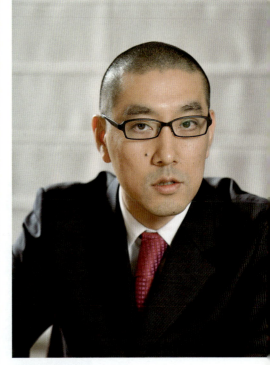

Masahiko Sumitani
Profile
住谷昌彦
（東京大学医学部附属病院緩和ケア診療部長）

2000年筑波大学医学専門学群卒業，2003年大阪大学大学院医学系研究科生体統御医学麻酔集中治療 医学講座・大学院入学，2006年大阪大学医学部附属病院疼痛医療センター（兼任），2007年大阪大学大学院修了（医学博士取得），同年大阪大学大学院医学系研究科生体統御医学麻酔集中治療 医学講座・医員，2008年東京大学医学部附属病院麻酔科痛みセンター助教，2010年大阪大学大学院医学系研究科生体統御医学（麻酔科）講座，2014年より現職．所属学会：日本疼痛学会（理事），日本ペインクリニック学会（学術委員会），日本緩和医療学会，日本医療機器学会（理事）など．

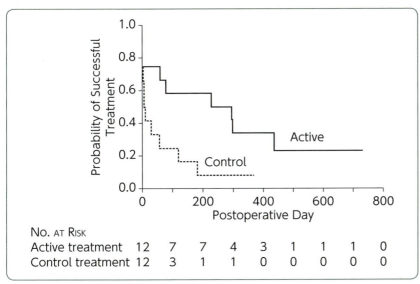

図❷ 腰痛患者への脊髄神経後枝内側枝熱凝固術に関する無作為化二重盲検試験

(Lord SM et al : N Engl J Med **335** : 1721-1726, 1996 より引用)

- 非手術例の脊椎疾患に対する有用性は検証されていない
- 脊椎疾患の外科的治療が優先される

- 集学的疼痛診療（評価・治療）が必要！
- 治療目標の設定は痛みだけでなくADL/QOLも重要！

- Spinal cord stimulation (SCS) is recommended as a treatment <u>option</u> for adults with chronic pain of neuropathic origin who continue to experience chronic pain (NRS≧5) for at least 6 months despite appropriate conventional medical management.
- Neuropathic conditions include <u>failed back surgery syndrome (FBSS)</u>. People with FBSS continue to have back and/or leg pain despite <u>anatomically successful lumbar spine surgery</u>.
- <u>Neuropathic pain is difficult to manage</u> because affected people often have a complex history with unclear or diverse causes and comorbidities. SCS should be provided only after an assessment <u>by a multidisciplinary team</u> experienced in chronic pain assessment and management of people with SCS devices, including experience in the provision of ongoing monitoring and support of the person assessed.
- Tests to assess pain and response to SCS should take into account <u>a person's disabilities (such as physical or sensory disabilities [pain])</u>, or linguistic or other communication difficulties, and may need to be adapted.

図❸　脊髄刺激療法を選択するうえでの留意点

(NICE guideline, 2008 より引用)

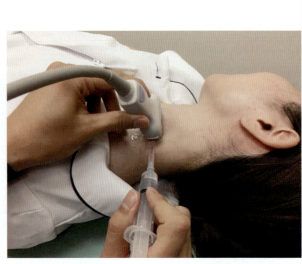
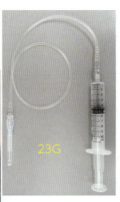

- 仰臥位
- 健側を向く
- 軽度伸展位

図❹　超音波ガイド下頸椎神経根ブロックの実際

ます．ペインクリニックでも脊髄刺激療法に積極的に取り組んだ経緯がありますが，複雑な要因をもつ難治性の患者さんばかりを適用症例とし，誤った patient selection により結果的に有効性が確認できなかったため脊髄刺激療法を止めてしまった医療機関もあるようです．

竹下　整形外科におけるインターベンショナル治療については，宮腰先生，いかがでしょうか．

宮腰　脊髄刺激療法については外傷による脊髄損傷後に難治の疼痛のある方で，薬物療法の効果が得られない数名におこなっている程度ですので，普通の難治性腰痛に対してはおこなっていません．また，最近は若い先生方が中心に超音波ガイド下神経ブロックをおこなうようになりました（図❹）．痛

座談会
上肢のしびれ・痛み・麻痺を呈する患者に対する治療の選択

みを抱えている患者さんに対する，さまざまな選択肢の一つとしておこなっていますが，手術が必要かどうかを検討する診断的治療としても有用です．薬液は1％メピバカイン1 mlとデキサメタゾン0.5 mlからはじめましたが，増量しても副作用はなく効果も持続しており（図❺），透視下と異なり神経などの構造が見えることから安全を確認しながら進められますので，今後の保存治療の選択肢の一つになると考えています．超音波ガイド下での腰神経ブロックの手技は比較的むずかしいですが，頸神経の場合は目標となる神経組織が浅いためにやりやすく，よい適応だと思います．患者さんの評判も良好ですし，整形外科でもさまざまな分野でエコーを用いる機会が増えておりますので，今後は普及するのではないかと思います．

治療における他科との連携について

竹下 治療における他科との連携について，とくに腰についてはリハビリの重要性が高まっていますが，上肢の神経痛に関するリハビリテーション科との連携についてはいかがでしょうか．

宮腰 胸郭出口症候群で肩甲帯周囲の筋肉を鍛えるなど，疾患によっては運動療法が効果的な分野もあると思いますが，上肢のしびれの原因が頸椎疾患となるとリハビリテーション科と連携することはあまりないのではないかと思います．

竹下 痛みに対する治療は，精神科も含めた総合的なアプローチが重要だと言われますが，神経痛の治療に関してはいかがでしょうか．

住谷 痛みの原因が神経障害性疼痛のように身体器質的障害に起因する痛みであっても，患者さんの訴えは複雑に難治化している場合があり，リハビリに認知行動療法的な要素を取り入れることがあります．もちろん精神心理的な問題の評価も重要だと考えているので，身体器質的な原因の有無にかかわらず，あるいは神経障害性なのか侵害受容性なのかにかかわら

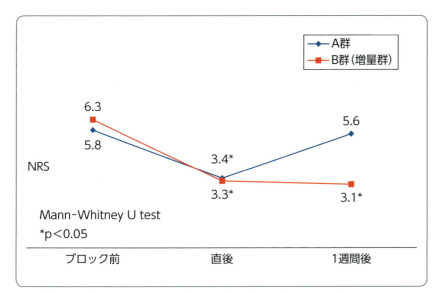

図❺ 頸部神経根症に対する超音波ガイド下頸椎神経根ブロックの効果
A群：1％メピバカイン1.0 ml＋デキサメタゾン0.5 ml，B群：1％メピバカイン5.0 ml＋デキサメタゾン1.0 ml
NRS：Numerical Rating Scale
（木村竜太ほか：整形外科 67：5-8, 2016 より引用）

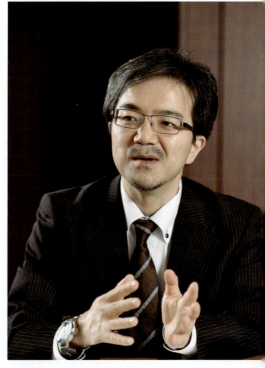

Naohisa Miyakoshi

Profile

宮腰尚久
（秋田大学大学院医学系研究科整形外科学准教授）

1990年秋田大学医学部卒業，1996年秋田大学大学院医学研究科博士課程修了，1998～2000年米国ロマリンダ大学博士研究員として骨形成因子の基礎研究に従事．2005年秋田大学医学部整形外科講師，2007年より現職．
所属学会：日本整形外科学会（代議員），日本脊椎脊髄病学会（評議員），日本骨粗鬆症学会（評議員），日本腰痛学会（評議員），日本運動器疼痛学会（代議員），American Society for Bone and Mineral Researchなど．

ず，軽症ではない患者さんに対しては常に集学的なアプローチを取り入れています．

竹下 整形外科とペインクリニックの連携はどの程度されていますか．

宮腰 整形外科の立場からすると，手術やリハビリ，薬物治療をしても症状が取れない場合に，ペインクリニックの先生にブロック治療などの対応をしていただいているのが実情ですので，連携が頻繁に成されているわけではないと思います．そうした意味では，整形外科医ももう少し薬物治療やブロック治療の知識を身に付ける必要性を感じています．また，ペインクリニックの先生は患者さんをよく診てくださるのですが，薬物治療が良く効いて痛みは取れたけれども麻痺が進行してしまっていることもありますので，十分な連携を図り，そうなる手前で整形外科に紹介いただけたらと思っています．ただ，住谷先生のように多様な知識をもった先生が身近にいらっしゃらないと緊密な連携は難しいのではないでしょうか．

竹下 住谷先生，ペインクリニックのお立場から整形外科との連携について，どのようにお考えでしょうか．

住谷 痛みのコントロールでわれわれが注意しなければいけないのが，まさに運動麻痺を見逃さないことだと考えています．薬物療法あるいは神経ブロックに際して，運動麻痺のリスクに対して整形外科の先生方がサポートしてくださると非常に安心です．また，心理的な問題を抱えているがゆえに，痛みの訴えが強い方も多くいることから，整形外科の先生方には，身体所見と画像所見との乖離の程度から心理的な問題が隠れていないかを疑っていただくようにお願いしています．集学的な痛みの診療において，認知行動療法など心理面の治療については，整形外科の先生方に治療体系として大まかに認識していただき，適応のある患者さんを紹介いただければ連携も深まるのではないかと考えています．

竹下 連携に関しては，われわれも最近，他科と勉強会を開催していますが，時間の確保に苦労しています．大学病院もしくは県の総合病院クラスだと，どのような連携が望ましいと思われますか．

住谷 年1回でいいので自分たちの診療や研究について紹介しあうような会を設け，お互いの得意分野を把握しておくことが必要と考えます．このような顔が見える関係性を構築しておいて，電話1本で外来患者さんの診療を協働できるような関係性を構築することが現実的ではないかと思います．

宮腰 おっしゃるとおりだと思います．秋田大学も以前は秋田疼痛研究会をつくり複数の診療科で年に数回集まっていました．日本運動器疼痛学会でもさまざまな診療科の先生が集まっています．頻繁には無理でも定期的に会を開いてディスカッションすることが現実的であろうと思います．

治療のゴールの設定の仕方

竹下 しびれや痛みの治療では，とくに慢性の場合，それ自体を治すことよりもQOLの改善がゴールとなります．たとえば何年もしびれが継続しているけれど日常生活に支障のない方の場合，治療のゴールをどこに設定するのか，また患者さんにはどのように説明するのかが課題になりますが，外来での対応はどのようにされていますか．

宮腰 患者さんの訴えを全部言ってもらい，傾聴することも大切です．術後に症状が残存してフォローアップしている方や長期にわたって薬剤が処方されている方に対して，半年に1回の頻度でも外来に来られた時に話をよく聞きますと，それだけで満足して帰られる患者さんも多いです．そうしたカウンセリングのような医療も大事ではないでしょうか．もうやることがないから来なくていいよ，などと言われるとよりどころがなくなり困ると思いますし，客観的にみて改善していないと思うことがあっても傾聴して，最後にもう少し頑張ろうと患者さんを励まし，必ず次の予約を入れるようにしています．

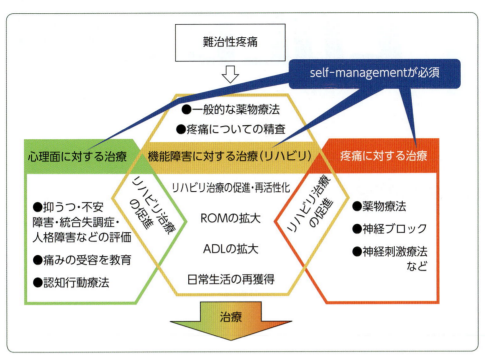

図❻ 痛み治療の大原則

住谷 痛み自体はまったく改善しない患者さんが多いのも事実ですから，診療の最初期の段階で患者さんがいま何に困っているのかを明確にするようにしています．具体的には，痛みが半分になったら何がしたいのかを質問しますが，痛みだけに困っている方だとそれに対する明確な回答が得られません．一方で，趣味の裁縫や庭いじりができないなど具体的な痛みによる生活の支障が明確に理解できると治療のゴール設定が容易になり，QOLの改善に向けた診療アプローチにつながります（図❻）．

おわりに

竹下 本日は，整形外科・ペインクリニックそれぞれのお立場から，red flagを見逃さないためのポイント，薬剤の選択，インターベンショナル治療などの新しい治療法，他科と連携するうえでのポイント，治療ゴールの設定の仕方，さらには患者さんとのかかわり方についてもお伺いでき大変勉強になりました．住谷先生，宮腰先生，貴重なお話を誠にありがとうございました．

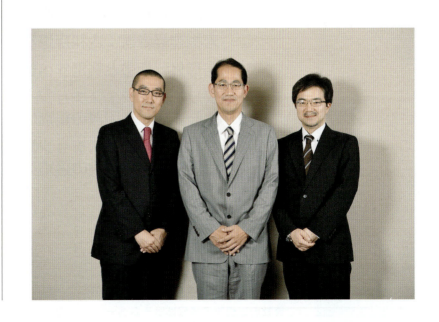

LOCO CURE

Vol. 4 No. 1
2018年2月号

Contents

座談会

1 上肢のしびれ・痛み・麻痺を呈する患者に対する治療の選択
竹下克志　住谷昌彦　宮腰尚久

特集

上肢神経障害の診断・鑑別・治療

13 Overview（序）　竹下克志

14 頚椎症性神経根症　竹内幹伸

18 頚椎症性筋萎縮症の診断と治療アルゴリズム　寒竹　司　ほか

22 胸郭出口症候群　井手淳二

28 上肢末梢神経障害の診断・治療のポイント　田尻康人

34 末梢神経障害：内科疾患を中心に　三澤園子

38 整形外科疾患と鑑別すべき神経疾患　東原真奈　ほか

44 クリニカルクエスチョン①：
上肢・肩挙上困難の鑑別は？　山本真一

47 クリニカルクエスチョン②：
手内在筋萎縮症例の鑑別は？　金谷貴子

弊社の出版物の情報はホームページでご覧いただけます。また、バックナンバーのご注文やご意見・ご要望なども受け付けております。
http://www.sentan.com

編集主幹
田中　栄（東京大学大学院医学系研究科外科学専攻感覚運動機能医学講座整形外科学教授）

編集幹事
秋山　治彦（岐阜大学大学院医学系研究科整形外科学教授）
石橋　英明（医療法人社団愛友会 伊奈病院整形外科部長）
西田圭一郎（岡山大学大学院医歯薬学総合研究科生体機能再生・再建学講座整形外科准教授）
宮腰　尚久（秋田大学大学院医学系研究科整形外科学准教授）

連載

〔処方エキスパートへの道〕
50　アセトアミノフェン　川合眞一　ほか

〔治療選択 誌上ディベート〕
55　上腕骨近位端骨折の治療選択　ロッキングプレート vs 髄内釘
　　ロッキングプレートの立場から　小林　誠
　　髄内釘の立場から　寺田忠司

〔明日から役立つ 外来の工夫〕
68　筋膜性腰痛へのエコーガイド下筋膜リリース改め
　　Fascia hydrorelease　白石吉彦

〔冠名診察法 ―ルーツもあわせて紹介します―〕
74　肩，肘編　玉井和哉

〔施設探訪 ―より良いロコモ診療を求めて―〕
78　医療法人 日高整形外科病院
　　―骨粗鬆症総合診療体制を通した治療アプローチ―　日高滋紀

〔ロコモ ティールーム〕
86　ロコモと筋硬症　国分正一

せぼねの病気に関する様々な情報をチェックできる
「せぼねと健康.com」　せぼねと健康　検索
http://www.sebonetokenko.com
提供：メドトロニックソファモアダネック株式会社

せぼねの病気（骨粗しょう症・脊椎圧迫骨折）について、発症メカニズム、症状、新しい治療法およびその治療を受けられる病院の検索システムを含めた治療全般に関する情報を提供しています。

低用量アスピリン・NSAIDs潰瘍対策ハンドブック

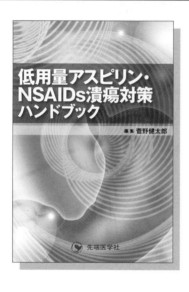

▼ 編集／菅野健太郎
（自治医科大学医学部内科学講座主任教授）

▼ B6判／並製本／136頁

▼ 定価（本体2,800円＋税）
ISBN978-4-88407-745-7

▼ 主要目次

PART 1. わが国のNSAIDs潰瘍の実態から治療および予防の意義を知る
1. NSAIDs潰瘍の発症頻度をみる
2. NSAIDs潰瘍が原疾患に与える影響をみる
1）低用量アスピリンの使用実態・位置付け，低用量アスピリンの投与中止，消化器イベント発症が脳梗塞・心筋梗塞等の原疾患に与える影響をみる
2）NSAIDsの使用実態・位置付け，NSAIDsの投与中止，消化器イベント発症がリウマチ性疾患・変形性関節症等の原疾患と患者のQOLに与える影響をみる
3. NSAIDs潰瘍の臨床的問題の重大性をみる

PART 2. NSAIDsによるその他の消化管への影響を知る
1. 低用量アスピリンによる食道への影響をみる
2. NSAIDsによる小腸・大腸への影響をみる

PART 3. NSAIDs潰瘍の治療の実際を知る
NSAIDs潰瘍治療の実際と*H. pylori*とNSAIDs潰瘍の関係を探る

PART 4. NSAIDs潰瘍の予防の実際を知る
NSAIDs潰瘍の一次予防・二次予防をみる

PART 5. NSAIDs潰瘍の保険診療と実地診療のためのQ&A
1. 保険診療に関するQ&A
2. 循環器，脳領域に関するQ&A
3. 整形外科領域に関するQ&A

Helicobacter pylori 感染と非ステロイド性抗炎症薬（NSAIDs）は消化性潰瘍の2大成因であるが，除菌療法の普及で患者が減少し，消化性潰瘍治療にかかる薬剤費の大幅な減少に成功したH.pylori感染に対し，使用量が増えつつある低用量アスピリン（LDA）とともにNSAIDsは依然，消化性潰瘍・出血の原因となっている．そのような状況において，潰瘍既往歴を有し，NSAIDsやLDAを継続して使用する必要のある患者に対し，再発抑制の目的でのランソプラゾール（タケプロン®）15mgの投与が2010年に保険認可され，ガイドラインで推奨される治療法が公的に認められたことは画期的といえる．そこで本書はLDAやNSAIDsを処方する機会の多い臨床医に適切な情報を提供し，有効に活用されるべく企画された．LDAやNSAIDsによる潰瘍をよく理解し，適切な対応を実践する手助けとなる一冊．

 株式会社 先端医学社

〒103-0007 東京都中央区日本橋浜町2-17-8 浜町平和ビル
TEL 03-3667-5656（代）/FAX 03-3667-5657
http://www.sentan.com

特集 上肢神経障害の診断・鑑別・治療

Overview（序）

竹下克志

自治医科大学整形外科

　整形外科の日常診療において，上肢のしびれや痛み，麻痺は頻繁に患者から耳にする訴えである．一方，その原因は上肢病変にとどまらず，神経疾患や代謝性疾患そして頻度の高い頚椎疾患などきわめて多様である．そこで上肢神経障害を来す疾患の特集とし，各専門分野に造詣の深い先生方に各論として寄稿していただいた．

　頚椎症性神経根症では竹内幹伸先生が超音波による罹患神経根の腫脹やブロックの有効性を述べられた．頚椎症性筋萎縮症では電気生理学検査による前角障害と前根障害の判定を寒竹司先生らが示されている．多様な症状で診断のむずかしい胸郭出口症候群については井手淳二先生より頻度の少ない血管型を除くと大別される，圧迫型と牽引型について症状や診断の有効性について記載いただいた．末梢神経障害では田尻康人先生が頻度の多い手根管症候群や肘部管症候群，特発性前・後骨間神経麻痺に関する診断と治療について解説くださった．また神経内科領域の疾患に対しては三澤園子先生が上肢症状のある患者を想定したうえでの鑑別を提示してくださった．ついで筋萎縮性側索硬化症やパーキンソン病，脳梗塞などの症候や診断について東原真奈先生らに示していただいた．また，臨床医がとくに頭を悩ませることの多い上肢・肩挙上困難症例については山本真一先生，手内在筋萎縮のある患者については金谷貴子先生に鑑別を中心に述べていただいた．

　一方，しびれに対する有効な薬剤が増えているが，診断が不十分なまま治療のみ押し進められ，原疾患が重症化してしまうケースも散見されるので，上肢のしびれや痛み，麻痺を呈する患者に対する治療の選択について主たる治療科である整形外科とペインクリニックのメンバーによる座談会を構成した．整形外科とペインクリニックでの対象患者の違いによる治療方向やNSAIDsやオピオイド，抗うつ薬などの薬物治療とそれ以外の治療モダリティ，痛みに対する診療体制などが論じられている．上肢のしびれや痛み，麻痺のある患者の鑑別はしばしば大変であるが，今回の特集が読者の方々の明日からの診療に役立てられれば幸いである．

特集 上肢神経障害の診断・鑑別・治療

頚椎症性神経根症

愛知医科大学脊椎脊髄センター
竹内幹伸

Summary

頚椎症性神経根症は，いわゆる寝違えに似た症状であり，頚部の運動により誘発される一側の上肢や肩甲骨内側への放散痛を主症状とする．診断には神経症状，頚椎レントゲン動体撮影，頚椎CT，頚椎MRI，さらに超音波検査・超音波ガイド下選択的頚神経根ブロックが有効である．

key words 寝違え・放散痛・MRI・超音波検査

はじめに

頚椎症性神経根症は，脊髄から枝分かれした神経根が変性した椎間板や骨棘により圧迫を受ける病態であり，一側上肢・肩甲骨内側への放散痛を訴えることが多い．一般的な寝違えに近い症状である．

特徴的な症状としては，頭部後屈時に誘発される一側上肢・肩甲骨内側への放散痛，神経支配に一致した感覚障害・運動障害である．

診断方法は，神経所見はさることながら，頚椎レントゲン6方向（頚椎側面の前後屈は必須）で頚椎のアライメント，不安定性を，さらに頚椎CTで頚神経根を圧迫する骨棘・靱帯骨化症の有無を，頚椎MRIで椎間板ヘルニアや神経鞘腫などの腫瘍性病変がないかを確認する．本稿では，月並みな診断方法ではなく，最近のトピックスである超音波的診断方法を紹介する．

超音波を用いた診断方法

頚椎神経根症の一般的な画像診断である頚椎MRIは，一見，病変部が多数あるようにみえ，責任病巣を同定しにくいことがしばしばある．そこで，どこの病院にもある超音波機器を用いて頚椎神経根症を診断する方法を紹介する．本診断方法は，「末梢神経は絞扼により腫れる」という概念[1)2)]を用いて，症状側の疑わしい神経根がどの程度，腫れているかをリアルタイムに超音波で検査する．

準備機器は検査室にある超音波装置（どのメーカー・機種でも可能）とリニアプローブ（周波数8〜13 MHz，わからなければ頚動脈用プローブで可）である．検査は，ベッド上に臥位でおこなう．リニアプローブを，胸鎖乳突筋をまたぐように首に対して垂直にあてる（図❶）．まず，第7頚神経根を同定する．第7頚神経根は超音波診断，超音波ガイド下ブロックをするうえで，レベルを同定するためのランドマークになる（図❷）[3)]．罹患神経側と反対側の第5，6，7正常頚神経根の断面積を測定する．測定点は第5，6神経根の場合は横突起の前後結節が同定できた地点での神経断面積を，第7頚神経根の場合は横突起の後結節が同定できた地点での神経断面積である．われわれの先行研究では正常人と比較して，頚椎症性神経根症と診断できる神経根断面積は第5神経根：9.6 mm^2，第6神経根：15 mm^2，第7神経根：15 mm^{2}であった[4)]．

第8神経根に関しては，超音波診断をするための測定点の基準となる解剖学的な構造物がないため，第8神経根を罹患神経とする頚椎症性神経根症の場合，本方法のみでは診断できない．超音波ガイド下ブロックをおこない症状改善もしくは，症状消失による診断が必要となる．

上肢神経障害の診断・鑑別・治療

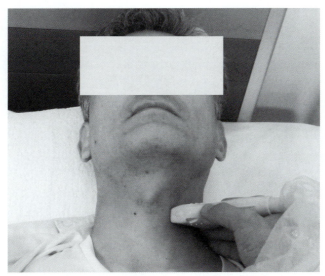

図❶ 超音波を用いた診断
　患者には仰臥位で，リニアプローブを首に対して垂直に胸鎖乳突筋をまたぐようにあてる．

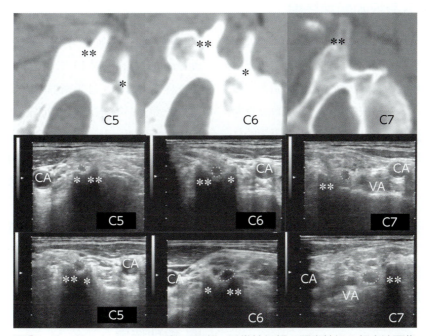

図❷ ランドマークとしての第7頸椎，正常神経根と罹患神経の超音波画像
　上段：第5, 6, 7CT画像
　第5, 6頸神経根は前結節（＊）と後結節（＊＊）の間から出現する．一方で，第7頸椎横突起には前結節はなく，後結節（＊＊）しかないため，第7頸椎は絶対的なランドマークとなる．
　中段：（左側）正常神経根（点線円）の超音波画像
　下段：（右側）頸椎症性神経根症による罹患神経（点線円）の超音波画像
　それぞれの罹患頸神経根（下段）は正常神経根（中段）に対して肥大化している．
　＊横突起前結節，＊＊横突起後結節，CA：頸動脈，VA：椎骨動脈

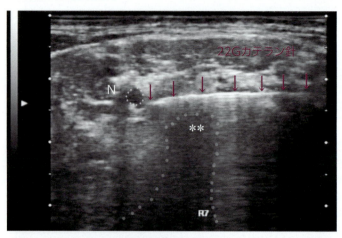

図❸ 超音波ガイド下選択的頚神経根ブロック（左第7頚神経根ブロック）
22Gカテラン針を用いて，罹患神経根（N，点線円）を選択的にブロックする．

超音波ガイド下選択的頚神経根ブロック

頚椎症性神経根症を強く疑い，前述の検査でまだ診断が付かない場合，われわれは診断・治療の両方の意味を含めて超音波ガイド下選択的頚神経根ブロックをおこなっている．本法は第5〜8頚神経根を選択的にブロックでき，外来の合間に5分でできる簡単で安全な手技である（図❸）．われわれの施設では，保存的加療に抵抗する激しい疼痛に対しては，手術介入前に超音波ガイド下選択的頚神経根ブロックを試みており，62％の患者において3ヵ月以上の疼痛コントロールが可能であった[5]．詳細な方法，使用薬剤，同意書関係，超音波ガイド下選択的頚神経根ブロック練習方法などは他書[6]を参照にしてもらいたいが，前述の超音波検査とほぼ同じである．

頚椎症性神経根症の治療

基本的治療は，保存的加療（NSAIDs，プレガバリンなどの内服薬，ストレッチ）である．1〜2ヵ月の保存的加療により65〜80％の症状改善もしくは消失を得ることが多い[7]．過去の文献からは，Heckmannら[8]は，頚椎症性神経根症患者での手術群と非手術群の5年後の症状改善度は，66.7％と89.7％と非手術群のほうが，症状改善率が良いと報告している．Perssonら[9]は同様の調査を無作為化比較対照試験（randomized controlled trial：RCT）でおこなっており，その結果，4ヵ月後においては手術群のほうが症状改善度は優っていたが，1年後は同等の改善度だったと報告している．また，Murphyら[7]は，頚椎症性神経根症患者は，精神面，仕事，人間関係などの複合要素の関与が強いと報告している．よって，手術適応は慎重になるべきであり，神経症状と画像所見が一致していることを大前提にすると，保存的加療に抵抗し日常生活に支障を来すような激しい疼痛や進行性の疼痛，筋力低下を呈する場合と考える．

鑑別疾患

頚椎症性神経根症の鑑別診断としては，寝違え，頚椎症性脊髄症，頚椎症性筋萎縮症，Cervical Angina，胸郭出口症候群，末梢神経絞扼性障害（手根管症候群，肘部管症候群，後骨間神経麻痺など），パンコースト腫瘍などがある．

おおむね，神経症状と前述の検査方法＋α（電気生理検査など）で診断可能であるが，パンコースト腫瘍や狭心症などは注意を要する．筆者はパンコースト腫

瘍の経験が一例あるが，症状は頚椎症性神経根症に非常に近い．しかし，一側上肢全体のむくみや，皮下静脈拡張（本人の訴えのみで，視診ではわからない程度），著明な貧血があり，頚椎症性神経根症には決してない症状を有していた．

頚椎症性神経根症を疑った地点で，採血で炎症反応や貧血の有無なども精査しておくことも大切である．

おわりに

頚椎症性神経根症の多くは保存的加療で改善する病態ではあるが，頚椎症性脊髄症と異なり激痛を有するため，患者の訴えは非常に強い．そのため，的確かつ早期診断・早期治療が必要である．

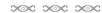

文　献
1) Byun WM *et al*：Three-dimensional magnetic resonance rendering imaging of lumbosacral radiculography in the diagnosis of symptomatic extraforaminal disc herniation with or without foraminal extension. *Spine*（*Phila Pa 1976*）**37**：840-844, 2012
2) Wong SM *et al*：Carpal tunnel syndrome：diagnostic usefulness of sonography. *Radiology* **232**：93-99, 2004
3) Takeuchi M *et al*：Prevalence of C7 level anomalies at the C7 level：an important landmark for cervical nerve ultrasonography. *Acta Radiol* **57**：318-324, 2016
4) Takeuchi M *et al*：Ultrasonography has a diagnostic value in the assessment of cervical radiculopathy：A prospective pilot study. *Eur Radiol* **27**：3467-3473, 2017
5) Takeuchi M *et al*：A simple, 10-minute procedure for transforaminal injection under ultrasonic guidance to effect cervical selective nerve root block. *Neurol Med Chir*（*Tokyo*）**54**：746-751, 2014
6) 高安正和ほか：ゼロからマスター　脊椎超音波ガイド下ブロック，メジカルビュー社，東京，2017
7) Murphy DR *et al*：A nonsurgical approach to the management of patients with cervical radiculopathy：a prospective observational cohort study. *J Manipulative Physiol Ther* **29**：279-287, 2006
8) Heckmann JG *et al*：Herniated cervical intervertebral discs with radiculopathy：an outcome study of conservatively or surgically treated patients. *J Spinal Disord* **12**：396-401, 1999
9) Persson LC *et al*：Cervical radiculopathy：pain, muscle weakness and sensory loss in patients with cervical radiculopathy treated with surgery, physiotherapy or cervical collar. A prospective, controlled study. *Eur Spine J* **6**：256-266, 1997

Take Home Message

- 神経症状，MRI，レントゲン，CTでも判断が付きにくい場合は超音波診断も有効かもしれない．
- 頚椎症性神経根症と診断できる神経根断面積は第5神経根：9.6 mm^2，第6神経根：15 mm^2，第7神経根：15 mm^{2}と考える．
- 超音波ガイド下選択的頚神経根ブロックは安全かつ簡便におこなえる．

特集　上肢神経障害の診断・鑑別・治療

頚椎症性筋萎縮症の診断と治療アルゴリズム

山口大学大学院医学系研究科整形外科学
寒竹　司，田口敏彦

Summary

頚椎症性筋萎縮症（cervical spondylotic amyotrophy：CSA）の責任病変は前根と前角である．とくに近位型のCSAにおいては，電気生理学的検査を用いて，前根障害か前角障害かの診断と障害程度の判定をおこなうことで，ある程度の予後を予測することが可能であり，治療方針を決定するうえで参考となる．上肢筋萎縮から発症する筋萎縮性側索硬化症（amyotrophic lateral sclerosis：ALS）はCSAとの鑑別が困難なケースもあるため，注意が必要である．

key words 頚椎症性筋萎縮症（cervical spondylotic amyotrophy）・中枢運動伝導時間（central motor conduction time）・CMAP（compound muscle action potential）・鑑別診断（differential diagnosis）・筋萎縮性側索硬化症（amyotrophic lateral sclerosis）

はじめに

　頚椎症性筋萎縮症（cervical spondylotic amyotrophy：CSA）は，頚椎症のなかで上肢の筋萎縮と脱力を主症候として，感覚障害を欠くか，あっても軽微な臨床病型として一般的には定義される．しかしながらその病態，発生機序は今なお不明な点が多く，診断，治療に難渋する疾患である．本稿ではCSAの診断を中心に述べる．

疾患概要

　1965年にKeeganが『The cause of dissociated motor loss in the upper extremity with cervical spondylosis』として頚椎症の特殊型として報告したのが最初である[1]．論文では①三角筋，上腕二頭筋の著明な両側性の筋萎縮，②感覚障害が軽微，③下肢の索路症候がない，④病理解剖にて前根の選択的圧迫を認めた，とする4つの特徴があげられている．解離性運動麻痺を呈する病態，発生機序は不明であるが，CSAの責任病変については，前根障害[1]，前角障害[2]，あるいはその両者[3〜5]が関与しているとされている．

診断

1）臨床症状・身体所見

　上肢筋萎縮の特徴的な症候を①C5，6前角（あるいはC5，6前根），②C7前角（あるいはC7前根），③C8前角（あるいはC8前根）の3つに分けて記載する．

①C5，6前角（あるいはC5，6前根）：通常は近位型とされる病型である．上肢では三角筋，上腕二頭筋，腕橈骨筋に，背部では棘上筋，棘下筋の筋萎縮を認める（図❶）．肩の挙上，肘屈曲，前腕の回外の筋力低下を認めるが，回内筋の筋力は保たれる．

②C7前角（あるいはC7前根）：上肢では上腕三頭筋の萎縮を認め，回内筋の筋力低下を認めることが多い．背部では翼状肩甲を合併することが多く（前鋸筋の麻痺），上肢を前方挙上した際に観察しやすい（肩甲骨が後方に突出するとともに内転位をとる）．

③C8前角（あるいはC8前根）：通常は遠位型とされる病型である．総指伸筋の筋力低下のため，手関節背屈位でMP関節の伸展ができない下垂指（drop

特集 上肢神経障害の診断・鑑別・治療

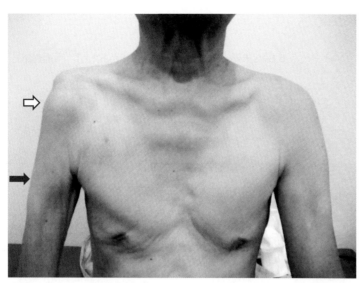

図❶ C5，6 前角（あるいは C5，6 前根）の頸椎症性筋萎縮症
右の三角筋（⇨），上腕二頭筋（➡）の筋萎縮．

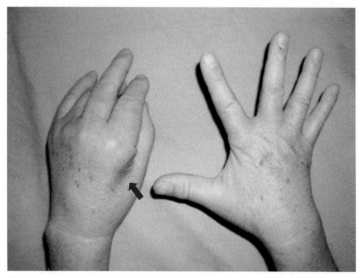

図❷ C8 前角（あるいは C8 前根）の頸椎症性筋萎縮症
左の垂れ指（drop finger）を認め，第 1 背側骨間筋の筋萎縮が観察できる（➡）．

finger）を呈する（図❷）．筋萎縮は手の内在筋では第 1 背側骨間筋，小指外転筋に認め，短母指外転筋は保たれることが多い．前腕では尺側に筋萎縮を認め，尺側手根伸筋の筋力低下を認める．

2）画像診断

画像診断では，臨床症候から推定される髄節，あるいは神経根の圧迫所見について確認する．単純 X 線検査では障害神経レベルの椎間板腔の狭小化，椎間不安定性，椎間孔狭窄などについて評価する．MRI では障害レベルの脊髄圧迫所見，髄内信号変化の有無，椎間孔狭窄について評価する．また，CT では骨性の椎間孔狭窄，靭帯骨化症の合併の有無などについて評価をおこなう．

3）電気生理学的診断と治療アルゴリズム

障害部位が前角か前根か，またその障害程度を判定できれば，ある程度は CSA の予後について予測することが可能となる．当教室では以前から電気生理学的手法を用いて，CSA の病態解析，予後について検討し，

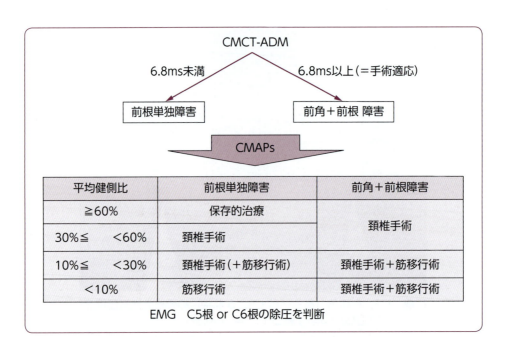

図❸ C5, 6前角（あるいはC5, 6前根）の頚椎症性筋萎縮症の治療アルゴリズム
まずCMCT-ADMが6.8 ms未満かそれ以上かで前根障害か前角障害の合併があるかを診断する．前根障害の場合（CMCT 6.8 ms未満），平均CMAPs健側比が60％以上であれば自然回復が期待できるため，保存的に加療する．30％以上，60％未満では頚椎手術を第一選択とする．10％以上，30％未満では頚椎手術を第一選択とするが，改善が不十分であれば多数筋腱移行術を追加する．10％未満であれば頚椎手術による改善は期待できないため，多数筋腱移行術を第一選択とする．前根＋前角障害（CMCT 6.8 ms以上）の場合は脊髄症があるため，全例頚椎手術適応と考えている．平均CMAPs健側比が30％以上では，頚椎手術のみで改善することが期待できるが，30％未満は十分な改善が得られないことがあるため二期的に多数筋腱移行術を考慮する．また，C5根かC6根かの除圧についてはEMGで判断して椎間孔拡大高位や除圧固定範囲を決定している．EMGでC5前根単独障害とわかればC4/5椎間孔拡大やC4/5前方除圧固定術で対処することが可能となる．
CMCT-ADM（central motor conduction time of abductor digiti minimi），CMAPs（compound muscle action potentials），EMG（electromyogram）

（今城靖明ほか，2014[8]）より改変引用）

治療方針や術式選択について報告してきた[4]〜[7]．近位型CSAは遠位型CSAに比較して電気生理学的手法により病態，予後の診断がおこないやすいため，ここでは主として近位型CSAの電気診断について述べる．近位型CSAの電気診断では主として小指外転筋（abductor digiti minimi：ADM）で記録する中枢運動伝導時間（central motor conduction time：CMCT）と三角筋と上腕二頭筋で記録する複合筋活動電位（compound muscle action potentials：CMAPs），針筋電図検査の3つの検査方法を用いて治療方針を決定する．CMCTは，経頭蓋磁気刺激をおこない，ADMでMEPs（motor evoked potentials）を記録し，手関節部で尺骨神経を刺激してADMからM波とF波を記録し，以下の計算式で算出する；CMCT＝MEPs潜時－[M波潜時＋(F波潜時－1)/2]．当科では過去の検討からCMCT 6.8 ms以上は皮質脊髄路障害あり（すなわち前角障害あり）と判定している[6]．CMAPsは，Erb点（鎖骨上窩）で最大上刺激し両側の三角筋と上腕二頭筋から記録する．評価法は振幅（基線から陰性波頂点まで）と振幅の健側比を求めた．針筋電図は障害神経根の診断と鑑別診断に使用する．両側三角筋，上腕二頭筋，上腕三頭筋，肩甲挙筋，大菱形筋，円回内筋，ADMから脱神経電位の有無を評価した．大菱形筋はC5根障害，円回内筋はC6根障害の有無の判定に用いた．上腕三頭筋やADMに脱神経電位を認めるようであれば，他の疾患を疑い下肢や傍脊柱筋群におこなう．これらの所見を参考にして，図❸のようなアルゴリズムで治療方針を決定する[8]．手術の詳細については他稿に譲る．

4）鑑別診断

整形外科疾患では，肩腱板断裂，腋窩神経麻痺などの疾患，神経内科疾患では筋萎縮性側索硬化症（amyotrophic lateral sclerosis：ALS），脊髄性進行性筋萎縮症（spinal progressive muscular atrophy：SPMA），神経痛性筋萎縮症（neuralgic amyotrophy）などの疾患を鑑別する必要がある．

腱板断裂，腋窩神経麻痺との鑑別では上腕二頭筋，回外筋の徒手筋力検査（manual muscle test：MMT）を評価する．腱板断裂，腋窩神経麻痺ではこれらの筋力は保たれるが，近位型CSAでは低下する．また，腱板断裂では知覚障害は認めない．

神経内科疾患ではとくにALSとの鑑別が重要である．ALSは運動ニューロン疾患のうち，上位と下位の両方の運動ニューロンがほぼ選択的に障害され，全身の筋萎縮・筋力低下を進行性にきたす原因不明の神経変性疾患である．90％以上は孤発性で遺伝歴はなく，一般に中年以降に発症するため，CSAの発症年齢と重なる．球麻痺，上肢，下肢のいずれかから発症し，筋萎縮は最終的には全身に広がり，発症から平均3年程度で呼吸麻痺が進行して，死亡するか人工呼吸を要する状態となる[9]．上肢筋萎縮から発症したALSの初期で，CSAとの鑑別が問題となるが，鑑別が困難な場合もある．鑑別点としては，ALSでしかみられない症候（舌の萎縮，構音障害，嚥下障害など），CSAでしかみられない症候（髄節性の感覚障害），上肢筋萎縮のパターン（CSAでは髄節性であり，萎縮筋と非萎縮筋のあいだに明確な段差があるのに対して，ALSでは基本的にびまん性であり，萎縮筋と非萎縮筋はなだらかに移行している）を詳細に確認することである[10]．鑑別が困難な場合は神経内科に紹介することは無論であるが，CSAと誤認してALSの頚椎に手術がおこなわれた場合，手術侵襲により体力の低下を来して，急速にALSの病状が進行することがあるため，注意が必要である[11]．

文　献

1) Keegan JJ：The cause of dissociated motor loss in the upper extremity with cervical spondylosis. A case report. *J Neurosurg* **23**：528-536, 1965
2) Kameyama T et al：Cervical spondylotic amyotrophy, magnetic resonance imaging demonstration of intrinsic cord pathology. *Spine* **23**：448-452, 1998
3) 伊藤達雄ほか：頚椎疾患におけるDissociated motor loss (Keegan) の臨床的検討．日整会誌 **54**：131-151, 1980
4) 金子和生ほか：頚椎症性萎縮症（Keegan型頚椎症）の手術的治療と術後成績．整・災外 **39**：139-145, 1996
5) 田口敏彦ほか：Keegan型頚椎症の治療成績の検討．整外と災外 **39**：1131-1134, 1991
6) Imajo Y et al：Prediction of surgical outcome for proximal-type cervical spondylotic amyotrophy novel mode of assessment using compound action potentials of deltoid and biceps brachii and central motor conduction time. *Spine* **37**：E1444-E1449, 2012
7) Funaba M et al：A novel scoring system associated with surgical outcome of distal-type cervical spondylotic amyotrophy. *Clin Spine Surg* **30**：E1182-E1189, 2017
8) 今城靖明ほか：近位型頚椎症性筋萎縮症に対する手術治療．脊椎脊髄 **27**：463-468, 2014
9) 熱田直樹ほか：筋萎縮性側索硬化症（ALS）―診療の実際と患者へのインフォームド・コンセント．脊椎脊髄 **19**：702-708, 2006
10) 安藤哲朗：頚椎症性筋萎縮症の症候．脊椎脊髄 **22**：1104-1109, 2009
11) Yoshor D et al：Incidence and characteristics of spinal decompression surgery after the onset of symptoms of amyotrophic lateral sclerosis. *Neurosurgery* **57**：984-989, 2005

Take Home Message

- ✔ CSAの責任病変は前根障害と前角障害である．
- ✔ 電気生理学的手法により前根障害か前角障害かの診断，障害程度を判定することは，治療方針の決定上有用である．
- ✔ 上肢筋萎縮から発症するALSとの鑑別は重要である．

特集 上肢神経障害の診断・鑑別・治療

胸郭出口症候群

熊本大学医学部附属病院関節再建先端治療学寄附講座
井手淳二

Summary

胸郭出口症候群（thoracic outlet syndrome：TOS）は，第1肋骨，鎖骨，斜角筋で形成される胸郭出口およびその近傍における腕神経叢，鎖骨下動静脈の圧迫や牽引によって生じた上肢の痛みやしびれを有する疾患群である．血管障害が主症状である血管性TOSは少なく，約95％が腕神経叢刺激過敏状態を呈する神経性TOSである．腕神経叢造影と症状誘発テスト陽性の関連性を検討し，TOSには腕神経叢圧迫と牽引による症状があることが客観的に示された．TOSの診断と治療にあたっては，腕神経叢の圧迫と牽引という異なる病態を理解し対処することにより良好な治療成績が得られる．

key words 胸郭出口症候群・腕神経叢圧迫型胸郭出口症候群・腕神経叢牽引型胸郭出口症候群・運動療法・装具療法

はじめに

胸郭出口症候群（thoracic outlet syndrome：TOS）は，第1肋骨・鎖骨・斜角筋で形成される胸郭出口およびその近傍における腕神経叢・鎖骨下動静脈の圧迫や牽引によって生じた上肢の痛みやしびれを有する疾患群である[1]．しかし，外科においてTOSの病態は，肋鎖間隙や斜角筋などにおける神経・血管圧迫症候群であると強調され治療されてきた[2)~4)]．

さらに，TOSの問題点として，広く認められた客観的診断基準は確立していなかったことがある．腕神経叢を挟んだ神経伝導速度の遅延の証明は，TOSの確定診断となりうる．しかし，TOSの上肢症状は肢位による負荷が加わって発現するため，その有用性に関しては否定的な意見が多い[5)]．一方，手内在筋萎縮と電気生理学的異常所見を認めるもののみをTOSと診断する内科医もいる[6)]．

病態

血管障害が主症状である血管性TOSは少なく，約95％が腕神経叢刺激過敏状態を呈する神経性TOSである[5)]．TOS患者150例の腕神経叢造影と症状誘発テスト陽性の関連性を検討し，TOSには腕神経叢圧迫要因と牽引要因による症状があることが客観的に示された[7)]．TOSの診断と治療にあたっては，腕神経叢の圧迫と牽引という異なる病態を区別して対応する必要がある．また，他の末梢神経病変が確認されてもTOSが必ずしも否定されるのではなく合併することがあることに注意が必要である[8)]．

表❶に腕神経叢造影によるTOSの分類と性別・年齢を示す[7)8)]．腕神経叢圧迫型は男性に多く平均年齢は35歳である．一方，腕神経叢牽引型はほとんど女性であり平均年齢は26歳とより若く，従来指摘されてきたTOSの特徴を示す．両者が混在する混合型が全体の7割を占めるが腕神経叢牽引型症状が主症状の症例が多い．不良姿勢に起因する項頚部から肩あるいは背部にいたる痛みを訴えるTOS患者が多い[7)]（表❷）．さらにTOS患者の約25％に自律神経障害に起因する手指の鬱血やむくみや頭痛・嘔気・眩暈・全身倦怠感などの全身症状がある[9)]．TOSに伴う自律神経障害は，臨床症状を複雑化する要因となっている[9)]．また，その長期化はうつ状態などの精神症状の誘因となる[9)]．TOSに自律神経障害を合併する機序は必ずしも明らかではないが，腕神経叢周囲に分布する末梢自律神経の障害と自律神経中枢を介する機序が想定されている[8)]．

表❶ 腕神経叢造影によるTOS150例の分類と性別・年齢

	症例数（％）	女/男（女性の割合，％）	平均年齢（標準偏差），歳
腕神経叢圧迫型	27（18％）	9/18（33％）*	35.4（8.6）**
混合型	111（74％）	73/38（67％）	28.0（9.2）
腕神経叢牽引型	12（8％）	11/1（92％）	25.8（7.7）
総計	150（100％）	93/57（62％）	30.0（9.1）

*$p<0.001$，**$p<0.05$

(Ide J et al, 2003[7]，井手淳二，2006[8]より引用)

表❷ 胸郭出口症候群150例の臨床症状

	症例数（％）
頭痛	30（20％）
頚部痛	51（34％）
肩痛	135（90％）
上肢痛	57（38％）
しびれ感	126（84％）
上肢	40（27％）
手指	98（65％）
手指腫脹	9（6％）

(Ide J et al, 2003[7]より引用)

診断

1）問診

上肢の痛み・しびれ・脱力に関する詳細な問診をおこない，本疾患を疑うことが診断の第一歩である．

上肢症状は，腕神経叢の圧迫症状と牽引症状に分けられる．

a．腕神経叢圧迫症状

上肢挙上により症状の増悪がある．肩関節を90度外転外旋し肘関節90度屈曲位に保持すると症状の再現や増悪がある．鎖骨上窩における圧痛や上肢への放散痛がある．肋鎖間隙における腕神経叢の圧迫により生じる症状である．

b．腕神経叢牽引症状

上肢下垂時に症状が強く，重量物をもつなどの上肢下方牽引により増悪する．肘掛け椅子に座るなど上肢・肩甲帯を保持することで症状が改善する．斜角筋三角上方部に放散痛を伴う圧痛を認める．これも，上肢・肩甲帯挙上保持により軽減ないし消失する．胸郭出口における腕神経叢の牽引刺激により生じる症状である．

問診の留意点を列記する．
①年齢・職業（具体的内容，日常活動性）
②発症状況（急性，慢性）
③発症の誘因（外傷の有無）
④痛みの部位・性質（painDETECT問診表）
⑤両側性か片側性か
⑥症状の推移（増悪・軽快・寛解，頚椎運動・上肢運動による変化など）
⑦随伴症状（頭痛，めまいなどの自律神経症状；東邦大式医学指数問診表[8]）
⑧既往歴（内臓疾患の有無）

診察

1）腕神経叢過敏状態の評価

表❸に腕神経叢圧迫型TOSと牽引型TOSにおける症状誘発テストの有用性を示した[7][8]．圧迫型TOSの診断に有用性が高いのは，鎖骨上窩におけるTinel徴候と90°外転外旋位症状誘発テストである．また，牽引型TOSの診断に有益なのは，斜角筋部におけるTinel徴候と上肢下方牽引症状誘発テストおよび上肢保持症状軽快テスト陽性所見である．このように，TOSの症状は，腕神経叢圧迫と牽引という異なる病態によって生じる．

a．Tinel徴候

斜角筋三角から鎖骨上窩にいたる腕神経叢のTinel徴候を注意深くみることで診断が可能となる．斜角筋三角上方部から鎖骨上窩斜角筋付着部における腕神経叢の圧迫による圧痛と放散痛を調べる（Morley test）．

表❸ 腕神経叢圧迫型TOSと腕神経叢牽引型TOSにおける症状誘発テストの有用性

		腕神経叢圧迫型TOS (n=27)	腕神経叢牽引型TOS (n=12)	腕神経叢圧迫型TOS 感度	特異度	正診率	腕神経叢牽引型TOS 感度	特異度	正診率
Tinel徴候: 腕神経叢斜角筋部	陽性	3	11	11%	8%	10%	92%	89%	90%
	陰性	24	1						
Tinel徴候: 腕神経叢鎖骨上窩部	陽性	24	9	89%	25%	69%	75%	11%	31%
	陰性	3	3						
90°外転外旋位症状誘発テスト	陽性	27	3	100%	75%	92%	25%	0%	8%
	陰性	0	9						
上肢下方牽引症状誘発テスト	陽性	2	12	7%	0%	5%	100%	93%	95%
	陰性	25	0						
上肢保持症状軽快テスト	陽性	2	11	7%	8%	8%	92%	93%	92%
	陰性	25	1						

(Ide J et al, 2003[7], 井手淳二, 2006[8]より引用)

手指まで放散(3+), 上腕まで放散(2+), 局所圧痛(+)と評価し, この部位での病変とその強さを把握する. 肘部管, 手根管におけるTinel徴候も確認する.

b. 90°外転外旋位症状誘発テスト

坐位で肩関節90度外転外旋, 肘関節90度屈曲位保持にすると症状の再現や増悪がある場合陽性とする.

c. 3分間挙上負荷試験

Roos[3]の推奨する診断テストであり, 坐位で肩関節90度外転外旋, 肘関節90度屈曲位保持で, 手指の屈伸動作を3分間継続させる. この運動負荷に耐えられない場合陽性とする.

d. 上肢下方牽引症状誘発テスト(図❶)

上肢を下方牽引して腕神経叢に牽引負荷をかけると症状が再現ないし増悪する場合陽性とする.

e. 上肢保持症状軽快テスト(図❷)

肩甲帯を挙上保持し腕神経叢を緩めると即座に症状の改善ないし消失が認められる場合陽性とする. Tinel徴候の変化も観察する. 本テストにより腕神経叢過敏状態の可逆性を把握できる.

2) 脈管圧迫テスト(Adson test, Wright test, Eden test)[8]

脈管圧迫テストは, 腕神経叢圧迫型TOSにおける簡便な他覚的検査法であるが, 正常者にも陽性が多い点に注意が必要である. 症状の再現性を十分観察しながら, レーザードップラー皮膚血流計を用いて定量的評価をおこなうとよい[10].

補助検査

a. 頚椎単純X線

頚肋・第1肋骨奇形, 第1肋骨・鎖骨骨折, パンコースト腫瘍などの確認が必要であり, 神経・血管の圧迫をきたしている可能性がある. 腕神経叢牽引型TOSでは, 前後像で鎖骨は水平化し, 側面像で第2胸椎椎体までみえることが多い.

b. 頚椎MRI

頚髄・頚神経根の圧迫病変の確認など, 除外診断として有用である.

c. 電気生理学的検査

末梢神経障害の診断に重要であり, 腕神経叢を挟んだ神経伝導速度の遅延の証明は, TOSの確定診断となりうる. しかし, 神経伝導速度が遅延する重症なTOSはまれである. Double crush syndrome[8]として, TOSと頚椎病変や肘部管症候群, 手根管症候群などの末梢神経障害の合併の確認に有用である.

d. 腕神経叢造影[7]

腕神経叢の圧迫や牽引状態を客観的に把握するのに使用された. 上肢下垂位で, 腕神経叢圧迫型TOSでは腕神経叢の弛みがあるが, 牽引型TOSでは腕神経叢の

特集　上肢神経障害の診断・鑑別・治療

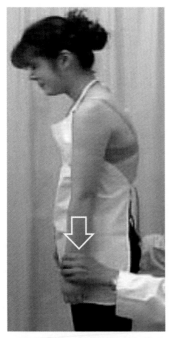

図❶　上肢下方牽引症状誘発テスト

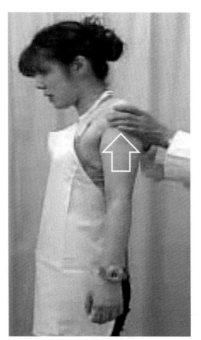

図❷　上肢保持症状軽快テスト

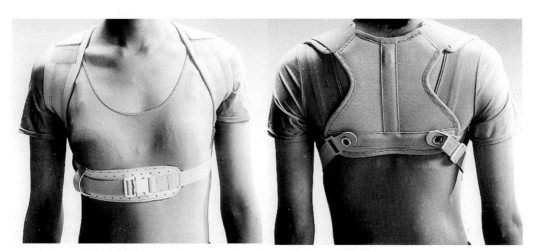

図❸　スカプラバンド（ADVANFIT）

牽引がみられる．挙上位では，前者で圧迫がみられる．

e．血管造影（鎖骨下動脈・静脈造影）

　TOSは鎖骨下動静脈血栓症などの血管性の症状はまれであり，ほとんど神経性であるため必要な検査ではない．腕神経叢圧迫型TOSの術前検査として，狭窄部位を確認するのに用いられる．侵襲の少ない3D-CTがおこなわれる．

治療

　治療にあたっては，腕神経叢圧迫と牽引という異なる病態を区別して対応する必要がある．いずれにおいても保存治療が原則であり，手術療法は腕神経叢圧迫型にのみ適応がある．

1）保存治療

a. 病態説明と生活指導および環境調整

病因・病態の説明により不安感を取り除く．日常生活での症状悪化動作（重量物保持，上肢挙上位での作業）を控えさせる．職場の椅子や机の高さを調整させ，不良姿勢を是正するなどきめ細かい具体的な指導をおこなう．

b. 装具療法

肩甲骨装具[7)8)]（図❸）は，装着により肩甲帯が挙上された状態で保持され，不良姿勢改善と腕神経叢のゆるみが得られる．装着直後から自覚症状・他覚所見が改善する．症状・所見の改善に従って，装具は徐々に除去する．

c. 筋力トレーニング

①壁押し運動：壁に対して腕立て伏せをおこない，肩甲骨外転・外旋筋である前鋸筋・肩甲挙筋を強化する．
②肩回旋腱板強化運動：肩関節内旋・外旋筋を徒手抵抗あるいはゴムチューブを用いて強化する．
③やや早足での散歩や水泳などの全身運動：姿勢保持筋の持久力を高め，全身的活動性を上げる．

d. 理学療法

頸部から背部のホットパックやマイクロウェーブなどの温熱療法をおこない，myotherapyをおこなう．頸椎牽引は，腕神経叢牽引型TOSでは症状を悪化させ禁忌である．

e. 薬物療法

症状に応じて鎮痛剤，自律神経調節剤，眠剤などを投与する．

f. 神経ブロック

腕神経叢ブロック（斜角筋間ブロック）が有効である．一次的効果で持続が短い場合もあるが，悪循環を断ち切るという点や病変部位の確認という診断的な面からも有用である．

2）手術療法[8)10)]

a. 腋窩進入第1肋骨切除術

TOSの標準的手術である．3〜6ヵ月間の保存療法が無効な腕神経叢圧迫症状がある症例に適応があり，結果は良好である．腕神経叢牽引症状に対する効果は期待できない．

b. 鎖骨上進入前斜角筋切除術

外傷性TOSで腕神経叢周囲の癒着が予想される症例には，鎖骨上進入による前斜角筋切除と神経剥離がおこなわれる．

おわりに

TOSの診断と治療にあたっては，腕神経叢の圧迫と牽引という異なる病態を理解し対処することにより良好な治療成績が得られる．

文 献

1) Peet RM *et al*：Thoracic outlet syndrome：evaluation of a therapeutic exercise program. *Proc Mayo Clin* **31**：281-287, 1956
2) Roos DB：Transaxillary approach for first rib resection to relieve thoracic outlet syndrome. *Ann Surg* **163**：354-358, 1966
3) Roos DB：New concepts of thoracic outlet syndrome that explain etiology, symptoms, diagnosis, and treatment. *Vasc Surg* **13**：313-320, 1979
4) Sanders RJ *et al*：Scalene muscle abnormalities in traumatic thoracic outlet syndrome. *Am J Surg* **159**：231-236, 1990
5) Lee JT *et al*：Thoracic outlet syndrome. *Physical Medicine and Rehabilitation*（*PM & R*）**2**：64-70, 2010
6) Wilbourn AJ：The thoracic outlet syndrome is overdiagnosed. *Arch Neurol* **47**：328-330, 1990
7) Ide J *et al*：Compression and stretching of the brachial plexus in thoracic outlet syndrome：correlation between neuroradiographic findings and signs and symptoms produced by provocation manoeuvres. *J Hand Surg* **28B**：218-223, 2003
8) 井手淳二：胸郭出口症候群．最新整形外科学体系 13肩関節・肩甲帯．高岸憲二編，東京，中山書店，2006．pp.278-289
9) 北村歳男：胸郭出口症候群の自律神経障害 ─基礎的臨床的側面─．安東由喜雄編．自律神経障害と疾患．診療新社，東京，1996．pp.73-97
10) Ide J *et al*：Long-term results of thoratic outlet decompression. *Neuro-Orthop* **16**：59-68, 1994

Take Home Message

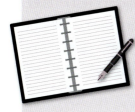

- 胸郭出口症候群には腕神経叢圧迫と牽引による症状がある．
- 腕神経叢圧迫症状は，上肢挙上により症状の再現や増悪がある．鎖骨上窩における圧痛や上肢への放散痛がある．
- 腕神経叢牽引症状は，重量物をもつなどの上肢下方牽引により増悪し，肘掛け椅子に座るなど上肢・肩甲帯を保持することで改善する．斜角筋三角上方部に放散痛を伴う圧痛を認める．
- 胸郭出口症候群は，保存治療が原則であり，手術療法は腕神経叢圧迫型にのみ適応がある．

特集 上肢神経障害の診断・鑑別・治療

上肢末梢神経障害の診断・治療のポイント

東京都立広尾病院整形外科
田尻康人

Summary

手根管症候群は閉経期女性に多く，夜間，早朝における強い母指から環指指先の痛み・しびれが特徴的である．Phalen's testやring finger splittingが陽性となる．保存治療はステロイド局注かスプリント固定をおこなうが，手術が最も効果が高い．肘部管症候群は肘周囲で生じた絞扼性神経障害で，環，小指のしびれと巧緻性障害が主症状である．肘部管の神経が肥厚して触れる．治療は基本的に手術が勧められる．特発性前/後骨間神経麻痺は疼痛後に生じる運動麻痺で，腱断裂，distal Keegan型神経根障害，segmental myelopathyとの鑑別を要する．神経束にくびれが高率に生じており，保存治療で改善がなければ手術を検討する．

key words 末梢神経障害（peripheral nerve disorder）・絞扼性神経障害（entrapment neuropathy）・電気生理学的検査（electrophysiological examination）・手根管症候群（carpal tunnel syndrome）・肘部管症候群（cubital tunnel syndrome）・特発性前/後骨間神経麻痺（spontaneous anterior/posterior interosseous nerve palsy）

はじめに

上肢の非外傷性末梢神経障害には，絞扼性神経障害や種々のニューロパチーなどがある．診断をするうえで最も大切なことは，末梢神経の機能的障害の有無を確実に判断することである．本稿ではとくに頻度の高い手根管症候群と肘部管症候群，および近年話題になっている'神経のくびれ'を呈する特発性前/後骨間神経麻痺の診断・治療について，頚椎症性神経根症や頚椎症性筋萎縮症などとの鑑別点をポイントとして述べる．

手根管症候群

1）病態と疫学

手根管症候群は手根管の内圧上昇により生じる絞扼性神経障害であり，単ニューロパチーでは最も頻度が高い[1,2]．原因としては特発性が最も多く，妊娠出産期と閉経期の女性で両側性が多い特徴がある．また，ばね指などの腱鞘炎を合併しやすい[1,2]．

2）症状

特徴的な自覚症状は，夜間・早朝における強い指先の痛み・しびれである．母指から環指橈側半分の指先に知覚障害を認める．手を振るとしびれが軽減される（Flick徴候）．進行すると母指球筋萎縮を生じ，対立運動が障害され指先でのつまみ動作が不自由になる[1]（図❶）．

手根管部を叩打すると指先にしびれが放散する（Tinel徴候）．手関節掌屈試験（Phalen's test）（図❷）や手関節背屈試験（reverse Phalen's test），手根圧迫試験などの誘発テストが診断に有用で，感度は70～80％，特異度は80～90％程度である[3)～5)]．

3）診断

症状・臨床所見に加え，正中神経の神経伝導速度検査において，短母指外転筋遠位潜時の延長や感覚神経伝導速度の手根部での遅延，Preston法や環指比較法

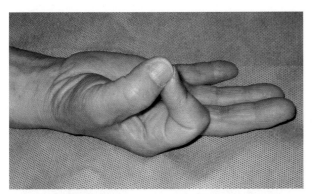

図❶ 手根管症候群重症例　母指球筋萎縮と対立障害
母指球の筋萎縮による対立障害で丸が上手に作れない．

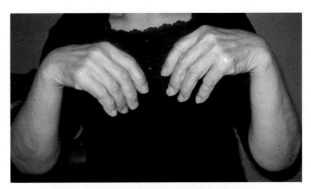

図❷ 手関節掌屈試験（Phalen's test）

などの比較検査で正中神経の障害を証明することで診断する[6]．

鑑別診断として，回内筋症候群，C6 あるいは C7 神経根症が問題となる．回内筋症候群では感覚障害が広く，母指球から手掌部を含む領域に及ぶ．また，前腕屈側の正中神経と円回内筋外側縁とが交差する部位に圧痛があり，押さえると手のしびれが増強する（Pronator Compression Test）[7]．また，前腕を抵抗下に回内させるとしびれが増強する（Pronation Test）[8]．一方，神経根症の場合は，感覚障害は C6 根障害が多いため母指に生じることが多く，指背側領域を含むのに対し，手根管症候群では第 3 指間（中指と環指の間）から生じることが多い[9]．また，環指は尺側が尺骨神経支配のため感覚が正常であるため，橈側と尺側とで分かれることが特徴である（ring finger splitting）．臨床的に判断が難しい場合もあり，確定診断には伝導速度検査が有用である．

4）治療

手根管症候群で強く推奨される Grade A の治療法は手術的に屈筋支帯を切離することである[10]．

保存治療は姑息的治療あるいは対症療法的治療の位置づけであり，Grade B 以上の推奨される保存治療はステロイドの局注およびスプリントの 2 つである．

a．手根管内ステロイド局注

簡便でおそらく最もよく用いられている治療法で，有効性は確立されている[11]．

b．手関節装具（スプリント）

手関節を軽度背屈位で固定するもので，3 ヵ月以内の短期成績は改善する[12)13]．夜間のみの装用でも効果がある[14]．最大の利点は着脱が自由であること，副作用がないことで，とくに軽症にはお勧めできる治療法である．

保存治療は長くとも数ヵ月おこなって改善がなければ別の保存治療に変更するか手術をおこなうべきである[10]．保存治療をおこなっても症状が軽減しない場合や母指球筋萎縮がある例には横手根靱帯を切離する手根管開放術が勧められる．

c．手術治療

手根管症候群の手術は屈筋支帯を切離して手根管を開放する手術で，直視下におこなう方法と内視鏡下におこなう方法とがある．内視鏡手術では手根部の皮膚切開をおこなわないので，3 ヵ月以内の痛みは少ないが，長期的には差がない[15]．手術成績にも差はなく，ともに有効な手術である[15]．内視鏡手術のほうが高コストであり，手術に技術を要する．

肘部管症候群

1）病態

肘部管症候群とは，上腕骨内顆後方（伸側）で肘頭との間に形成される尺骨神経溝内あるいはその周囲で生じた，外傷を除く尺骨神経麻痺の総称である．絞扼性神経障害のひとつであり，手根管症候群についで高頻度にみられる[16)17]．発症要因としては，ガングリオ

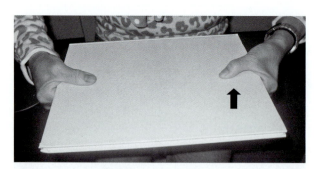

図❸ Froment 徴候
母指示指間で物を挟んで引っ張り合うと引き抜けないよう母指のIP関節を曲げて補助する動きが出る（矢印）．

ンなどの占拠性病変や関節リウマチによる滑膜病変，外傷後の外反肘・内反肘による神経走行異常（変形から発症まで長期間を要するので，とくに遅発性尺骨神経麻痺とよばれる），神経の尺骨神経溝からの脱臼などがあげられるが，最も多いのが変形性肘関節症による骨棘形成を原因とするもので，狭義の肘部管症候群とされる．

2）臨床所見

環指の尺側から小指および小指球，前腕尺側の手関節から数cm近位辺りまでの尺骨神経の支配する領域に感覚障害（知覚低下，しびれ感など）を生じる．肘部管の神経障害部位に Tinel 徴候を認める．神経を肘で触診すると神経が肥厚していることが多い．

手内在筋の筋力低下により指の開閉が障害される．示指の外転，母指内転が障害されピンチ力が低下するため，両手の母指示指間で物を挟んで引っ張り合うと母指のIP関節を曲げて補助する動作がみられる（Froment 徴候）（図❸）．進行すると骨間筋・小指外転の筋萎縮や環小指の claw 変形を生じる（図❹）．

肘を屈曲位に保持する elbow flexion test[18]や，肘部管近位を指で軽く圧迫する pressure test がある．1分間で症状の出現・増悪をみるが，ともに特異度は高く診断には有用な検査である[19]．

3）診断

電気生理学的診断はきわめて重要で，尺骨神経の伝導速度検査において，肘部での伝導遅延や波形変化を

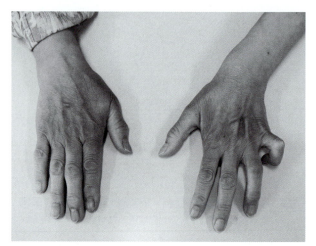

図❹ 肘部管症候群による環指・小指の claw 変形と骨間筋萎縮（左手）

認めることで診断される．鑑別診断として注意を要する疾患としては，同じ尺骨神経障害を呈する尺骨管症候群（Guyon 管症候群）で，肘部管症候群では手背側も知覚が障害されることが手根部での尺骨神経障害である Guyon 管症候群との鑑別点である．また，尺骨神経麻痺に似た症状を呈するC8頸神経根障害やC8支配筋の motor neuron が存在するC6からC7椎体レベルの segmental myelopathy などの頸椎疾患，胸郭出口症候群や同じ尺骨神経障害であっても，圧迫による急性麻痺や自己免疫性疾患などにみられるような種々のニューロパチーがあげられる．頸椎頸髄疾患では尺骨神経支配以外の筋に麻痺が及ぶこと，ニューロパチーでは肘の神経肥厚がなく，伝導速度検査で障害範囲や程度が異なることが鑑別のポイントである．

4）治療

肘部管症候群は肘の使用とともに徐々に神経圧迫が進行する病態と考えられているので，原則的には手術治療が勧められる．しかし，保存治療においても症状の軽減がみられるので，軽症例や手術に踏み切れない場合，職業・スポーツなど外的要因が考えられる場合には試みてよい．保存治療の基本は肘の安静，伸展位での固定具使用などである．

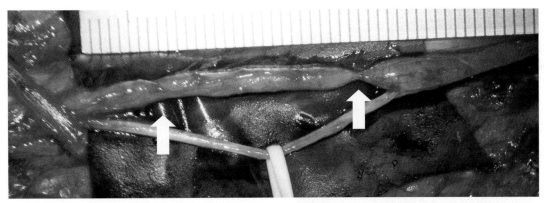

図❺ 特発性前骨間神経麻痺の前骨間神経の神経束にみられた砂時計様くびれ（矢印）

5）手術治療

単純除圧術：尺側手根屈筋両頭間の腱弓切離をおこなう手術（Osborne法[20]）で，スポーツでのoveruse，内反肘の症例などに適応がある．

内上顆切除術：内上顆を切除する手術（King法[21]）で，多くは尺側手根屈筋の腱弓や筋間中隔部も切離するKing変法がおこなわれる．

前方移動術：神経を肘上下に広範囲に剥離し，皮下あるいは屈筋群の深層（筋層下）へ移動する手術で，神経の走行が大きく変化し緊張は最も解除される．とくに外反肘の症例に有効である．筋層下移動術（Learmonth法[22]）は重症例にも有効で，再手術例はこの術式を選択することが多いが，手術は技量を必要とする．

内外の報告でも術式による成績の差はあまりなく，おおむね60～70％が成功（優・良）とされるが，無作為化比較対照試験（randomized controlled trial：RCT）では短期成績がほとんどである．再手術を防ぐためには病態に応じた術式選択が望ましい．

特発性前・後骨間神経麻痺

1）特徴的な発症様式と神経束のくびれ

特発性前・後骨間神経麻痺（AINP, PINP）は，ともに上肢，とくに肘周囲の強い疼痛が生じ，しばらく持続した後に手の運動麻痺を自覚する疾患である．同様に疼痛後に肩周囲の麻痺を呈する神経痛性筋萎縮症があるが，本症を合併することもあるため本疾患はその亜型と考えられ，神経炎ともよばれてきた[23)24)]．近年，神経線維束を剥離すると，多くの例で肘周囲の障害のある神経束に砂時計様のくびれ（図❺）が認められることが判明した[25)26)]．

現在，本疾患の原因は特定されていないが，くびれの周囲の神経上膜には，CD8，CD68陽性細胞が，また，血管周囲にはCD20陽性細胞が存在しており，免疫反応の関与が示唆されること[27)]，発症の契機として，感冒・発熱，上肢の外傷，使い過ぎ，手術（上肢以外含む）などがあることが報告され，免疫介在性の神経炎が想定されている．

2）臨床所見

AINPの主症状は長母指屈筋，示指中指深指屈筋，方形回内筋の麻痺で，母指・示指（中指）の屈曲障害となり，つまみ動作が障害される．感覚障害はみられない．母指示指で丸くOKマークを作ることができず，涙滴型になる（図❻）．半数以上で円回内筋や橈側手根屈筋，長掌筋など前骨間神経支配筋以外の麻痺を合併する[26)]．

PINPの主症状は尺側手根伸筋，総指伸筋，長・短母指伸筋，長母指外転筋，示指小指固有伸筋の麻痺で，母指手指の伸展障害を呈し下垂指となる．長・短橈側手根伸筋は麻痺しないので手関節背屈は障害されない．

3）診断

本疾患では軸索障害が存在するため，麻痺筋の針筋

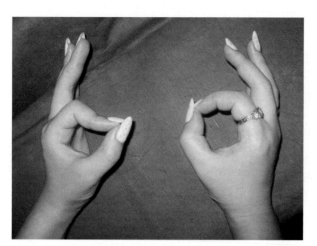

図❻ 特発性前骨間神経麻痺における指先つまみ動作
指先の屈曲ができないため○ができず涙型になる（左手）.

電図で脱神経電位が確認できる．鑑別診断としては，AINPでは麻痺発症後は痛みを伴わないので屈筋腱断裂と誤診される可能性がある．また，PINPでは下垂指になるため，こちらも伸筋腱損傷や，感覚障害のないdistal Keegan型の神経根障害，segmental myelopathyが問題となる．腱損傷は動的腱固定効果の有無で，また頸椎疾患は針筋電図検査の麻痺筋分布が広範囲であることや画像診断で鑑別可能である．超音波検査において神経束の砂時計様くびれや腫大が確認できることがある[28)29)]．

4）治療

AINPの保存治療では，発症から2年で6割程度はM4以上に回復するが2割は回復不良である[30)]．このため，一般に保存治療がまずおこなわれ，一定期間回復がなければ神経線維束間剥離術[31)]をおこなうか，腱移行術による再建をおこなうが，いまだ治療法は確立されていない．

神経線維束間剥離術では神経束に砂時計様のくびれが認められることが多く，くびれに巻絡する線維を切除する[32)]．AINPの発症後24ヵ月以上経過観察した患者の比較では，手術例は保存治療にくらべ筋力回復が良い[33)]．

文献

1) Ibrahim I et al：Carpal tunnel syndrome：a review of the recent literature. *Open Orthop J* **6**：69-76, 2012
2) Sunderland S：The carpal tunnel syndrome. Nerve and Nerve Injuries, Churchill Livingstone, London, 1968, pp.711-727
3) El Miedany Y et al：Clinical diagnosis of carpal tunnel syndrome：old tests-new concepts. *Joint Bone Spine* **75**：451-457, 2008
4) Williams TM et al：Verification of the pressure provocative test in carpal tunnel syndrome. *Ann Plast Surg* **29**：8-11, 1992
5) Tetro AM et al：A new provocative test for carpal tunnel syndrome. Assessment of wrist flexion and nerve compression. *J Bone Joint Surg Br* **80**：493-498, 1998
6) Atroshi I et al：Diagnostic properties of nerve conduction tests in population-based carpal tunnel syndrome. *BMC Musculoskelet Disord* **4**：9, 2003
7) Olehnik WK et al：Median nerve compression in the proximal forearm. *J Hand Surg* **19A**：121-126, 1994
8) Spinner M：Management of nerve compression lesions of the upper extremity. In：*Management of peripheral nerve problem 2nd ed*, Saunders, Philadelphia, 1998, pp.513-516
9) 沖永修二ほか：手根管症候群における知覚障害の発症過程―中指環指シビレ感の診断的価値について―. 日手会誌 **6**：369-372, 1989
10) Keith MW et al：Treatment of carpal tunnel syndrome. *J Am Acad Orthop Surg* **17**：397-405, 2009
11) Armstrong T et al：Intracarpal steroid injection is safe and effective for short-term management of carpal tunnel syndrome. *Muscle Nerve* **29**：82-88, 2004
12) O'Connor D et al：Non-surgical treatment（other than steroid injection）for carpal tunnel syndrome. *Cochrane Database Syst Rev*：CD003219, 2003
13) Premoselli S et al：Neutral wrist splinting in carpal tunnel syndrome：a 3- and 6-months clinical and neurophysiologic follow-up evaluation of night-only splint therapy. *Eura Medicophys* **42**：121-126, 2006
14) Walker WC et al：Neutral wrist splinting in carpal tunnel syndrome：a comparison of night-only versus full-time wear instructions. *Arch Phys Med Rehabil* **81**：424-429, 2000
15) Atroshi I et al：Outcomes of endoscopic surgery compared with open surgery for carpal tunnel syndorome among employed patients：randomized controlled trial. *BMJ 24*：332：1473, 2006
16) Palmer BA et al：Cubital tunnel syndrome. *J Hand Surg Am* **35**：153-163, 2010
17) Elhassan B et al：Entrapment neuropathy of the ulnar nerve. *J Am Acad Orthop Surg* **15**：672-681, 2007
18) Buehler MJ et al：The elbow flexion test. A clinical test for the cubital tunnel syndrome. *Clin Orthop* **233**：213-226, 1988
19) Novak CB et al：Provocation test for cubital tunnel syndrome. *JHS* **19A**：817-820, 1994
20) Osborne G：The surgical treatment of tardy ulnar neuritis. *J Bone*

Joint Surg Br **39B**：782, 1957
21) King T *et al*：Late results of removing the medial epicondyle for traumatic ulnar neuritis. *J Bone Joint Surg* **41B**：51-55, 1959
22) Learmonth JR：Technique for transplanting the ulnar nerve. *Surg Gynecol Obstet* **75**：792-793, 1942
23) Parsonage MJ *et al*：Neuralgic amyotrophy：the shoulder-girdle syndrome. *Lancet* **1**：973-978, 1948
24) Kiloh LG *et al*：Isolated neuritis of the anterior interosseous nerve. *Br Med J* **1**：850-851, 1952
25) 古沢清吉ほか：Neuralgic Amyotrophy について．整形外科 **20**：1286-1290，1969
26) Nagano A *et al*：Spontaneous anterior interosseous nerve palsy with hourglass-like fascicular constriction within the main trunk of the median nerve. *J Hand Surg Am* **21**：266-270, 1996
27) Pan Y *et al*：Hourglass-like constrictions of peripheral nerve in the upper extremity：a clinical review and pathological study. *Neurosurgery* **75**：10-22, 2014
28) Nakashima Y *et al*：High-resolution ultrasonographic evaluation of "hourglass-like fascicular constriction" in peripheral nerves：a preliminary report. *Ultrasound Med Biol* **40**：1718-1721, 2013
29) 田尻康人ほか：特発性前・後骨間神経麻痺における神経の超音波所見．日手会誌 **28**：231-234，2011
30) 田尻康人ほか：特発性前骨間神経麻痺の保存治療による回復過程．日手会誌 **31**：930-934，2015
31) 田尻康人：【末梢神経障害の基礎と治療戦略】 治療戦略 前・後骨間神経麻痺 特発性前骨間神経麻痺に対する神経線維束間剥離術の手術時期の検討．別冊整形外科 **49**：182-185，2006
32) 田尻康人：神経線維束間剥離術 くびれ探索のコツ．末梢神経 **26**：210-212，2015
33) 山本真一ほか：特発性前骨間神経麻痺の予後．日手会誌 **19**：193-195，2002

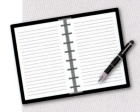

Take Home Message

- 女性の手のしびれでは手根管症候群を考え，夜間早朝の増悪，Phalen's test や ring finger splitting を確認する．
- 肘部管症候群を疑う場合には，elbow flexion test と神経の触診で確認するが，確定診断には伝導速度検査をおこなう．
- 特発性前/後骨間神経麻痺は麻痺筋の針筋電図検査で脱神経電位の確認をする．
- 麻痺筋の範囲が広い場合には絞扼性神経障害よりも神経根から上位の障害を最も考える．

特集 上肢神経障害の診断・鑑別・治療

末梢神経障害：内科疾患を中心に

千葉大学大学院医学研究院神経内科学
三澤園子

Summary

内科的疾患を原因とする末梢神経障害で，上肢のしびれや筋力低下を主徴としうるのは，全身性のニューロパチーの部分症状と上肢神経の局所的な障害の2つが主に想定される．そのため，神経症状が上肢に限局しているようにみえても，罹患肢以外の異常の有無について，留意が必要である．早期の診断・治療が望ましい疾患が複数含まれており，とくにギラン・バレー症候群，血管炎，悪性腫瘍に伴う腕神経叢障害は生命予後にかかわる可能性があり，注意が必要である．

key words ギラン・バレー症候群・血管炎・アミロイドーシス・腕神経叢障害

はじめに

上肢のしびれや筋力低下を主訴とする患者の多くは，整形外科を初診する．本稿では，前記主訴をきたしうる末梢神経障害のなかで，内科・神経内科疾患を中心に，診断・鑑別について概説する．内科的疾患は整形外科の先生方からは苦手意識をもたれやすい．そこで，ある程度以上の頻度があり外来で遭遇する可能性がある疾患を対象に，前半の総論で全体像を整理する．後半の各論では，それぞれの疾患について，整形外科の外来診療で応用可能な実際的な知識を，簡潔にまとめる．

上肢のしびれや筋力低下を呈する内科・神経内科疾患

内科・神経内科疾患が原因で上肢のしびれや筋力低下を呈するのは，全身性のニューロパチーの部分症状の場合と上肢神経の局所的な障害の場合の2つが主に想定される（表❶）．前者の主な疾患として，ギラン・バレー症候群などの免疫介在性ニューロパチー，血管炎などの内科疾患に伴うニューロパチー，遺伝性ニューロパチーがあげられる．後者としては種々の疾患に伴う腕神経叢障害があげられる．

以上より，診断・鑑別の第一歩として，しびれ・筋力低下が上肢に限局していても，上肢神経における病変局在を考えるとともに，その他の肢への広がりがあるかについて確認する．具体的には，感覚・運動障害，腱反射異常の有無である．全身性のニューロパチーでも初期には，自覚症状が上肢に限局する可能性もある．主訴となっている肢以外の部位にも神経症状が存在しないか，俯瞰的な視点で診察することが，時に必要であることを心に留める必要がある．

ニューロパチーの部分症状としての上肢神経障害

1）免疫介在性ニューロパチー

主な疾患として，ギラン・バレー症候群，慢性炎症性脱髄性多発根ニューロパチー，多巣性運動ニューロパチーがあげられる．

ギラン・バレー症候群は，先行感染後に急性に生じる四肢筋力低下を呈する疾患として，一般的には知られている．しかし，ギラン・バレー症候群にはいくつかの亜型が存在し，筋力低下が上肢・頚部に限局する亜型がある．嚥下・構音障害を伴うことが多いため，咽頭頚部上腕型とよばれる[1]．日単位に悪化する上肢・頚部の筋力低下を認めた際に，鑑別としてあがりうる．感覚障害は伴うことも伴わないこともある．先行感染（上気道感染，下痢など）や嚥下・構音障害の

表❶ 上肢のしびれや筋力低下を呈する内科・神経内科疾患

発症様式	全身性ニューロパチーの部分症状
急性	ギラン・バレー症候群（咽頭頚部上腕型） 血管炎
急性～亜急性	血管炎 慢性炎症性脱髄性多発根ニューロパチー（非対称型） アミロイドーシス
慢性	慢性炎症性脱髄性多発根ニューロパチー（非対称型） 多巣性運動ニューロパチー アミロイドーシス 遺伝性圧脆弱性ニューロパチー
	上肢神経の局所的障害（腕神経叢障害）
急性	神経痛性筋萎縮症
亜急性～慢性	腫瘍
慢性	放射線

有無，罹患肢以外の運動・感覚障害の有無を確認する．咽頭筋や呼吸筋麻痺により挿管が必要となることもあり，神経内科医への速やかな紹介が必要である．

慢性炎症性脱髄性多発根ニューロパチーは，免疫介在性の炎症により脱髄が生じる疾患である．いくつかの臨床病型に分けられ[2]，非対称性の臨床症状を呈する病型で，時に上肢にしびれ・筋力低下が限局しうる．週・月単位，もしくは年単位の進行を呈する上肢の筋力低下・しびれを認めた際に鑑別にあがりうる．臨床症状の分布は障害された末梢神経支配と一致し，罹患肢では腱反射は低下する．臨床所見からの鑑別には限界があり，神経伝導検査による脱髄の確認，MRIや超音波による障害神経の肥厚の証明が，診断に寄与する．ステロイド，免疫グロブリンなどの治療が有効である．

多巣性運動ニューロパチーは，運動神経の脱髄に基づくとされる疾患である[3]．上肢の遠位筋は好発部位である．純粋運動麻痺を呈することから，筋萎縮性側索硬化症との鑑別が問題となることも多い．月・年単位の進行を呈する上肢筋力低下を認めた際に，鑑別にあがりうる．臨床症状の分布は障害された末梢神経支配と一致し，罹患肢では腱反射は低下する．罹患筋における筋のぴくつき（線維束性収縮）やこむら返りを伴うことがある．神経伝導検査で障害神経の伝導ブロックを証明することが診断に寄与する．免疫グロブリンが有効である．

2）内科疾患に伴うニューロパチー

内科疾患に伴うニューロパチーのなかで，上肢の障害が主訴となりうるのは，血管炎とアミロイドーシスである．

血管炎は血管に生じた自己免疫性の炎症により，支配領域の末梢神経障害を生じる．罹患血管の分布により，単神経障害が多巣性に生じることが特徴である．血管炎は罹患血管のサイズにより，大型，中型，小型血管炎に分類される[4]．末梢神経障害を生じるのは中型血管炎，小型血管炎であり，具体的な病名としては，結節性多発動脈炎，顕微鏡的多発血管炎，好酸球性多発血管炎性肉芽腫症，non-systemic vasculitic neuropathyがある．日・週単位の進行性の経過で，上肢の単または多発単神経障害を呈した際に，鑑別にあがりうる．恐らく虚血によると思われる疼痛を伴うことが多い．急速進行を呈する例では，診断・治療の遅れが生命・機能予後に直結する．血液検査で炎症反応上昇などの変化を認めることがあり，診断の参考になる．

アミロイドーシスは，種々の原因に由来するアミロイドの沈着により多発ニューロパチーが生じることが病態の中心である．しかし，手根管部にアミロイドが

沈着しやすいことから，上肢のしびれを初発または主症状とする例がありうる．原因となる疾患により，月単位または年単位の進行を呈する．主訴となっている上肢以外に対称性遠位優位の多発神経障害を合併することを臨床所見や神経伝導検査で確認することが診断の一助になる．治療は原因疾患により異なる．

3）遺伝性ニューロパチー

遺伝性のニューロパチーには複数の疾患が含まれる．通常は対称性の多発神経障害の臨床症状を呈する．しかし，遺伝性圧脆弱性ニューロパチーは PMP22 遺伝子（ミエリン構成蛋白）の異常に基づく常染色体優性遺伝の疾患で，圧迫による絞扼性ニューロパチーを生じやすいことを主徴とする．軽微な圧迫で容易に発症し，上肢では，手根管，肘部管，上腕の橈骨神経溝での圧迫による発症が多い．非常に重いショルダーバッグを背負うことにより，腕神経叢の罹患も生じうる．腱反射は四肢で低下していることが多く，神経伝導検査ではすべての神経で軽度の脱髄所見を認めうる．遺伝学的検査により確定診断できる．圧迫を避けるなどの生活指導をおこなう．

上肢神経の局所的障害

1）神経痛性筋萎縮症

神経痛性筋萎縮症は整形外科領域でもよく知られている疾患である．典型的には，一側の頚・肩・上腕の疼痛で発症し，数日～数週の経過で疼痛が軽減した後に，同側上肢の筋力低下と筋萎縮を生じる．肩甲上腕部の筋が罹患する例が多く，腕神経叢上部の障害が推定される．遠位筋が障害され，下部腕神経叢の障害が推定される例もある．神経叢の障害後に，その遠位神経が Waller 変性に陥るまで，少なくとも数週は要する．そのため，発症初期には神経伝導検査，筋電図検査で異常がとらえられない可能性があり，留意が必要である．Short tau inversion recovery（STIR）法の MRI により，腕神経叢の異常信号が検出される症例が存在する[5]．発症早期，4週以内のステロイド投与が，疼痛と筋力の回復に有効な可能性がある[6]．一般的に知られるのは特発性であるが，稀に遺伝性の症例が存在し，再発性の経過を示す[7]．常染色体優性の遺伝形式を示し，再発を反復する経過で重症化する．眼間狭小などを合併する．

2）腫瘍による腕神経叢障害

腫瘍による腕神経叢障害は，原発性と二次性の大きく2つに分類される．原発性には神経鞘腫，神経線維腫がある．二次性は通常悪性であり，局所の腫瘍が腕神経叢に浸潤したもの，転移に伴うものがある．前者には，肺尖部のいわゆるパンコースト腫瘍や頚部・腋窩リンパ節原発の悪性リンパ腫などが含まれる．後者には，乳がんの腋窩リンパ節転移からの浸潤などが含まれる．いずれにおいても，浸潤に伴う疼痛や広範な感覚障害を伴いやすい．MRI・CT などの画像検査が診断に有用である．

3）放射線による腕神経叢障害

放射線療法の際，腕神経叢が照射野に含まれると，数ヵ月から数年後に神経障害をきたしうる．放射線による微小血管障害や周辺組織の線維化に由来する．放射線治療の病歴がある場合に，鑑別にあがりうる．線量が高いほど，リスクは高い．筋電図検査で，罹患筋のミオキミア（線維束性収縮の連発）を認めることが特徴的である．腫瘍の局所再発との鑑別が問題になりうる．

おわりに

以上，上肢の筋力低下としびれを主徴としうる末梢神経障害のなかで，内科的な疾患についてまとめた．整形外科での外来診療に必要なミニマムな知識は何かという観点から，鑑別にあげるべき疾患の全体像が把握しやすいよう整理し概説した．日常診療で遭遇する可能性のある疾患の数はそれほど多くはなく，上記でほぼ網羅している．先生方のお忙しい日常診療にわずかでも貢献できれば幸いである．

文 献

1) Nagashima T et al: Continuous spectrum of pharyngeal-cervical-brachial variant of Guillain-Barre syndrome. *Arch Neurol* **64**: 1519-1523, 2007
2) Joint Task Force of the EFNS and the PNS European Federation of Neurological Societies/Peripheral Nerve Society Guideline on management of chronic inflammatory demyelinating polyradiculoneuropathy: report of a joint task force of the European Federation of Neurological Societies and the Peripheral Nerve Society--First Revision. *J Peripher Nerv Syst* **15**: 1-9, 2010
3) Joint Task Force of the EFNS and the PNS European Federation of Neurological Societies/Peripheral Nerve Society guideline on management of multifocal motor neuropathy. Report of a joint task force of the European Federation of Neurological Societies and the Peripheral Nerve Society--first revision. *J Peripher Nerv Syst* **15**: 295-301, 2010
4) Jennette JC et al: 2012 revised International Chapel Hill Consensus Conference Nomenclature of Vasculitides. *Arthritis Rheum* **65**: 1-11, 2013
5) Fukushima K: [Clinical features and MRI characteristics in neuralgic amyotrophy]. *Rinsho Shinkeigaku = Clinical neurology* **54**: 1053-1055, 2014
6) van Eijk JJ et al: Evaluation of prednisolone treatment in the acute phase of neuralgic amyotrophy: an observational study. *J Neurol Neurosurg Psychiatry* **80**: 1120-1124, 2009
7) Ueda M et al: Phenotypic spectrum of hereditary neuralgic amyotrophy caused by the SEPT9 R88W mutation. *J Neurol Neurosurg Psychiatry* **81**: 94-96, 2010

Take Home Message

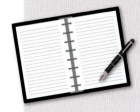

- 上肢のしびれ・筋力低下を主徴とする内科的な末梢神経障害には，全身性のニューロパチーの部分症状の場合と，上肢神経の局所障害の場合の2つが含まれる．
- 全身性のニューロパチーには，免疫介在性ニューロパチー，内科疾患に伴うニューロパチー，遺伝性ニューロパチーが含まれる．
- 上肢神経の局所障害は主に腕神経叢の障害であり，神経痛性筋萎縮症，腫瘍性，放射線性障害が含まれる．

特集 上肢神経障害の診断・鑑別・治療

整形外科疾患と鑑別すべき神経疾患

1) 東京都健康長寿医療センター神経内科
2) 帝京大学医学部神経内科

東原真奈[1] 園生雅弘[2]

Summary

整形外科医が神経疾患の患者を最初に診療することは稀でなく，一方で神経疾患には診断の遅れにより予後が悪化するものも少なくないので，適切に鑑別し，早急に専門医に紹介することは重要である．しかしながら，高齢者では骨・関節病変の合併が多く，鑑別診断はしばしば容易ではない．とくに筋萎縮性側索硬化症やパーキンソン病などは整形外科疾患と間違われやすい．多くの誤診は，画像所見ありきで症状を説明しようとして起きることが多いため，病歴，神経学所見と合わせて患者の病態について丁寧に検討することが必要である．

key words 筋萎縮性側索硬化症・パーキンソン病・脳梗塞・頚椎症・鑑別診断

はじめに

　上肢の筋力低下や疼痛，しびれなどの神経症状を主訴に，最初に整形外科外来を受診する患者はとても多い．とくに高齢者の神経疾患においてはその傾向が顕著であり，高齢者の多い当センターでは，整形外科医が神経筋疾患の振り分け窓口になっているように思うことさえあるくらいである．学会ホームページによると，神経内科医約8,000人に対し，整形外科医はその約3倍以上存在するので，地域の整形外科医が神経疾患の患者を最初に診療することは決して稀ではないだろう．神経疾患には診断の遅れにより容易に予後が悪化するものが多く存在するので，数多くの患者のなかから，神経疾患の可能性が疑われる患者を神経内科専門医に適切に紹介することが重要である．腕神経叢障害を含む末梢神経障害については他稿でまとめていただいているので，本稿では，上肢の神経症状を呈し，整形外科疾患，とくに頚椎症との鑑別診断が重要となるような末梢神経障害以外の神経内科疾患について述べていきたい．

頚椎症との鑑別診断が重要な神経疾患

　頚椎症との鑑別診断が重要な神経疾患（末梢神経障害をのぞく）をまとめた（表1）．すべての鑑別診断において重要なのは病歴聴取と神経症候である．一般的に，神経内科疾患が頚椎疾患と誤診されているケースの多くは，MRIで認められた頚椎症性変化に重きをおきすぎていることから生じていることが多く，逆に神経疾患が疑われて適切に紹介されてくるときには「画像所見と症状や経過があわない」という理由が多い．基本的なことではあるが，画像所見ありきで症状を説明しようとするのではなく，症状や経過がそれで説明できるのかどうかを丁寧に検討することが重要である．ここでは，実際に整形外科，脊椎外科から紹介される疾患のなかで，頻度が高く，脊椎の画像検査で診断が困難な疾患について臨床的特徴と鑑別診断のポイントについて以下に述べる．

1）筋萎縮性側索硬化症（amyotrophic lateral sclerosis：ALS）

　ALSは上位運動ニューロン（upper motor neuron：UMN）と下位運動ニューロン（lower motor neuron：LMN）が進行性に侵される神経変性疾患である．発症

表❶ 上肢の神経障害を呈し，脊椎疾患との鑑別を要する神経疾患（末梢神経障害をのぞく）

運動ニューロン病（筋萎縮性側索硬化症，球脊髄性筋萎縮症，脊髄性筋萎縮症）
パーキンソン病・パーキンソン関連疾患
脳血管障害（とくに中心前回梗塞）
多発性硬化症
横断性脊髄炎
代謝性脊髄障害（亜急性脊髄連合変性症など）
脊髄空洞症
脊髄腫瘍
脊髄血管障害（脊髄梗塞，動静脈奇形など）
平山病
感染症（膿瘍，ウイルス性脊髄炎）
ポリオ後筋萎縮症
重症筋無力症
筋疾患（封入体筋炎など）

年齢は40歳以降が多く，50～60歳代に発症のピークがあるとされるが[1]，より高齢での発症もみられる．上肢の筋力低下・筋萎縮や，下肢の痙縮による歩行障害で発症したALS症例は頚椎疾患の重要な鑑別疾患であり，整形外科からのコンサルトも多い．しかし，残念ながら，脊椎手術後も症状が進行するために，そこではじめて神経内科に紹介されてくる症例も稀ではない．ここでALSを頚椎症と誤診することの問題について改めて考えてみたい．ALSは進行性の経過をとり，根治療法のない予後不良な疾患であるため，誤診によって診断が遅れると，患者が自身の病気について理解し，胃瘻造設や人工呼吸器の装着など治療について考え，選択する時間がなくなるだけでなく，症状の進行により治験への参加の機会を失うこともある（根治療法のないALS患者にとって，治験は大きな希望であることを忘れてはならない）．また，治療だけでなく，限られた時間をどのように過ごすかという時間を奪ってしまうことにもなる．さらにALSに対し，頚椎症の診断で外科手術をおこなうと，不要な手術をおこなうだけでなく，術後に進行が速くなるという報告[2]もあることには十分留意する必要がある．つまり，ALSの可能性が少しでも疑われれば，手術を進める前に適切なコンサルトや検査によりALSの可能性を除外すべきである．他の神経疾患同様，ALSの診断においても病歴が重要だが，ALSは進行性の経過であり（停止や改善はみられない），しばしば短期間での体重減少を認める．神経学的所見として，表❷にALSの診断基準上，とりあげられている神経症候についてまとめた[3]．診断基準上は，臨床所見のみでも2領域以上においてUMN徴候とLMN徴候を認めれば，ALSの可能性が高いとされるが[3]，電気生理学的検査をあわせても診断基準を満たさないからといってALSを否定できるものではない．初期の例だけでなく，全経過中診断基準を満たさないALSも存在するため，頚椎症よりALSを示唆する神経所見について知っておく必要がある（表❸）．UMN徴候としては，下顎反射亢進，腱反射亢進，病的反射の出現（バビンスキー徴候など）が認められるが，とくに下顎反射の反射中枢は脳幹にあるため，下顎反射亢進は頚椎症では認められず，鑑別に有用である．上肢の筋力低下・筋萎縮では，頚椎症性筋萎縮症では障害髄節に一致した分布パターンをとるが，ALSではより広汎な分布をとることが診断において重要である．たとえば，頚椎症性筋萎縮症（Keegan型）では三角筋や上腕二頭筋が弱くなっても，短母指外転筋（abductor pollicis brevis：APB）が弱くなることはないが，ALSでは三角筋とAPBの筋力低下が同時に存在しうる[4]．また，ALSを示唆する所見として解離性小手筋萎縮（split hand）が知られている．解離性小手筋萎縮は，APBと第1背側骨間筋（first dorsal interosseous：FDI）における筋萎縮・筋力低下の程度にくら

表❷　ALSの診断において確認すべき神経症候

	脳幹領域	頸髄領域	胸髄領域	腰仙髄領域
上位運動ニューロン徴候	下顎反射亢進 口尖らし反射亢進 偽性球麻痺 強制泣き・笑い	上肢腱反射亢進 ホフマン反射亢進 上肢痙縮 萎縮筋の腱反射残存	腹壁皮膚反射消失 体幹部腱反射亢進	下肢腱反射亢進 下肢痙縮 バビンスキー徴候 萎縮筋の腱反射残存
下位運動ニューロン徴候	顔面・舌・咽喉頭の筋萎縮・筋力低下，線維束性収縮	頸部・上肢帯〜手指・横隔膜の筋萎縮・筋力低下，線維束性収縮	胸腹部・背部の筋萎縮・筋力低下，線維束性収縮	腰帯〜足の筋萎縮・筋力低下，線維束性収縮

(Brooks BR et al, 2000[3]より引用)

表❸　頸椎症よりALSを疑うべき所見

- 下部顔面筋の筋力低下
- 構音障害
- 嚥下障害
- 下顎反射亢進
- 広汎な筋力低下・筋萎縮（髄節性の分布・末梢神経障害で説明できない）
- 頸部筋群の筋力低下
- 解離性小手筋萎縮
- 広汎な線維束性収縮
- 短期間で高度の体重減少

べ，小指外転筋（abductor digiti minimi：ADM）が比較的保たれる現象である[5]．機序については諸説あるが，頸椎症性筋萎縮症では通常みられないため，解離性小手筋萎縮を認めた場合にはALSの可能性を疑わなくてはならない．さらに，頸部筋群の筋力評価も忘れてはならない．頸部筋群は上位頸髄レベルの筋であり，頸椎症性筋萎縮症で障害されることは稀なため，頸部筋群（とくに頸部屈筋）の筋力低下を認める場合には頸椎症ではなくALSが疑われる（ただし頸部筋群の筋力低下を認めなくてもALSは否定できない）．線維束性収縮の存在も，ALSの診断において重要な所見である．線維束性収縮は運動単位の自発発火による筋収縮であり，広汎に認められる場合にはALSの可能性が強く示唆される．病歴や神経学的所見をもとに，ALSの可能性が疑われる場合にはもちろん，頸椎症であっても非典型的な点がある場合には，神経専門医，とくに神経生理の専門家に依頼するのがよい．とくに感覚障害の乏しい頸椎症性筋萎縮症は判断が難しいこともあるが，神経生理検査（とくに針筋電図）は無症

候性の変化を検出することで診断に大きく貢献することができる．

2）パーキンソン病・パーキンソン関連疾患

　パーキンソン病は頻度の高い神経変性疾患で，主に大脳基底核が障害される錐体外路系疾患である．好発年齢は55〜70歳代であるが，10〜80歳代まで広い分布がみられる[6]．パーキンソン病やパーキンソン関連疾患でみられるパーキンソン症状には，寡動，筋強剛，振戦，姿勢反射障害が含まれるが，寡動や歩行障害，易転倒性を主訴に整形外科を初診するケースは少なくない．そして，振戦の目立たないような患者では，加齢によるロコモティブシンドロームと判断されることも稀ではないと思われる．また，パーキンソン病でも疼痛やしびれの訴えがしばしばみられ，レントゲン検査での骨変形があると変形性脊椎症と誤診されることがあり，とくに両者の合併がみられる高齢者では注意が必要である[7]．パーキンソン病も根治療法のない神経変性疾患であるが，現在薬物療法を中心とする対症療法が可能であり，また早期の治療介入が長期的な予後を改善させることも指摘されているため[6]，パーキンソン病やパーキンソン関連疾患の可能性を念頭に置き，疑われる場合には神経内科受診を勧めるのがよい．パーキンソン症状をきたす疾患について表❹に示すが，パーキンソン病などの変性疾患以外に正常圧水頭症や薬剤性パーキンソニズム，脳血管性パーキンソニズムなど治療可能な疾患も含まれることは重要である．パーキンソン病・パーキンソン関連疾患の診断においては，まず寡動についての評価が重要である．患

表❹ パーキンソン症状を認める疾患

- パーキンソン病
- 多系統萎縮症
- 進行性核上性麻痺
- 大脳皮質基底核変性症
- レビー小体型認知症
- 前頭側頭型認知症
- 正常圧水頭症
- 薬剤性パーキンソニズム
- 脳血管障害（血管性パーキンソニズム）
- 心因性パーキンソニズム

者の入室から，病歴聴取，診察，退室までを通して，全体的な動作の遅さや乏しさについて観察する．パーキンソン症状のある患者では，表情が乏しく，瞬目が減少する（仮面様顔貌）．また，声は小さく，単調なしゃべり方となる．歩き始めなど運動の開始が遅く，動作はゆっくりで，運動の振幅が小さくなる．指タップをおこなってもらうと，だんだんタップの振幅が小さくなるのは特徴的である．筋力テストにおいてはすぐに力が入りにくいため，これを筋力低下と判断してしまわないように，注意が必要である．筋強剛は筋緊張の異常であり，受動的に運動をさせるときに感じられる一様な筋緊張の亢進である．歯車様といわれるカクカクするような抵抗が認められることもある（歯車様筋強剛）．このような筋強剛により，関節可動域が小さくなって，また痛みも生じるので，これを関節炎と誤らないように注意しなくてはならない[7)8)]．ジストニアにより首下がりや体幹の屈曲・側弯もみられることがあるため，とくに進行性の姿勢異常や側弯がみられる場合には，パーキンソン病などの神経疾患が背景に存在する可能性を念頭に置く必要がある．その他，加速歩行やすくみ足などの歩行障害もみられる．とくに高齢者では変形性頚椎症や関節炎の併存もあり紛らわしいこともあるが，一部分症状にとらわれすぎずに，上記のような全体像をとらえることがパーキンソン病・パーキンソン関連疾患の可能性を思いつくためには重要である．

3）脳梗塞（とくに中心前回梗塞）

突然発症で，構音障害や失語，顔面を含む片麻痺を伴っていれば，脳血管障害を最初に疑うのは容易であり，このような患者が整形外科を初診することはまずない．しかし，上肢の単麻痺をきたすような例は整形外科を初診することがある．このような限局性病変は，主幹脳動脈のアテローム硬化病変に由来する小塞栓が灌流域末梢を閉塞して生じる artery-to-artery 機序によって生じることが多い[9)]．病歴上，突然発症であることに加え，高血圧，糖尿病，喫煙歴といった血管危険因子の存在が診断に役立つ．また筋力低下の分布は詳しくみると髄節性とも末梢神経障害の分布パターンとも異なっているのだが，それらと紛らわしい場合も多い．手指を中心とする上肢遠位筋の麻痺が最も多いが[10)]，肩挙上困難が主徴の場合もある[9)]．診断には脳MRIが有用で，中心前回の手の領域（precentral knob）に急性期梗塞を認めることで診断できるが，脳梗塞の可能性を思いつくことが実は最も重要である．

おわりに

高齢化が進み，神経内科医の少ないわが国の医療状況において，神経疾患を有する患者が最初に整形外科を受診することは決して稀ではない．上肢の運動症状を呈する疾患は頚椎症との鑑別診断が問題となり，とくに高齢者では両者が併存することが多いことから，画像での変化にとらわれすぎず，病歴，神経所見を丁寧に評価することが正しい診断のために重要である．

文 献

1) 平澤恵理：筋萎縮性側索硬化症．神経内科ハンドブック第5版，水野美邦，編，医学書院，東京，2016，pp.1102-1105
2) Pinto S et al：Does surgery accelerate progression of amyotrophic lateral sclerosis? J Neurol Neurosurg Psychiatry 85：643-646, 2014
3) Brooks BR et al：El Escorial revisited：revised criteria for the diagnosis of amyotrophic lateral sclerosis. Amyotroph Lateral Scler Other Motor Neuron Disord 1：293-299, 2000
4) 園生雅弘：ALSと脊椎脊髄疾患の鑑別：針筋電図から．脊椎脊髄ジャーナル 23：1075-1082，2010

5) 桑原聡：ALSにおける運動ニューロン軸索興奮性の変化．すべてがわかるALS・運動ニューロン疾患，辻省次ほか編，中山書店，東京，2013，pp.41-48
6) 水野美邦ほか：パーキンソニズムを主とする疾患．神経内科ハンドブック第5版，水野美邦編，医学書院，東京，2016，pp.1030-1068
7) 福武敏夫：パーキンソン病とその周辺．神経症状の診かた・考え方 General Neurology のすすめ，医学書院，東京，2014，pp.132-158
8) Hess CW *et al*：Diagnosing Parkinson Disease. *Continuum（Minneap Minn）* **22**：1047-1063, 2016
9) 福武敏夫：脳梗塞．神経症状の診かた・考え方 General Neurology のすすめ，医学書院，東京，2014，pp.261-292
10) Kim JS：Predominant involvement of a particular group of fingers due to small, cortical infarction. *Neurology* **56**：1677-1682, 2001

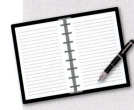

Take Home Message

- 頚椎の画像での変化にとらわれすぎず，病歴，神経学的所見を丁寧に評価することが神経疾患の鑑別のために重要である．
- ALSを頚椎症と誤診すると，診断の遅れにより患者にとって治療や人生設計における選択肢が減るだけでなく，手術をおこなうことで病気の進行を速める可能性がある．
- パーキンソン病は早期からの治療介入が長期予後を改善させるため，早期診断が重要である．上肢の症状だけでなく，顔貌や会話，歩行などの全体像に注目することが診断に役立つ．
- 突然発症の上肢の単麻痺は脳梗塞の可能性がある．血管危険因子の存在，筋力低下の分布パターン，脳MRIが診断に有用である．

特集 上肢神経障害の診断・鑑別・治療

クリニカルクエスチョン❶
上肢・肩挙上困難の鑑別は？

横浜労災病院　手・末梢神経外科/運動器外傷センター
山本真一

はじめに

　ここでは，本誌の主眼である壮年以降の上肢・肩挙上困難を呈する疾患の鑑別のポイントについて述べる．なにより，詳細な病歴聴取と他覚的理学所見が基本であることは言うまでもない．問診では，発症形式，疼痛の有無などを聴取する．視診では筋萎縮の分布，触診では表面解剖に基づく圧痛部位が重要である．その後，自動・他動可動域と筋力低下・感覚障害など神経学的所見を確認する．レントゲン・MRIなど画像検査はあくまでも補助診断である．

鑑別すべき骨・関節疾患

　鑑別すべき代表的疾患は，骨・関節疾患と神経・筋疾患に大別されるが，**表❶**のように発症形式で分けると理解しやすい．なお，退行変性を基盤に軽度の誘因で生じると考えられる骨・関節疾患は，便宜上亜急性に分類した．

　まず，急性発症の骨・関節疾患は外傷である．いずれも転位が少ない場合は，レントゲンでは確認困難だが，受傷機転と解剖学的にピンポイントの圧痛部位で判断可能である．腱板断裂は腱板変性を基盤に小外傷が加わって発生し，肩挙上困難と運動痛が主症状である．中年以降に多く，明らかな外傷の既往のない例もしばしばある[1]．石灰沈着性腱炎は，腱板内の石灰沈着が原因となり肩周辺痛が生じ，中年女性に好発する[1]．いずれも大結節周辺に圧痛があることが多い．慢性的な有痛性の肩関節他動可動制限があれば，肩関節周囲炎や変形性肩関節症を考慮することになる．

鑑別すべき神経・筋疾患

　外傷性腕神経叢損傷のなかには，上位型であるC5, 6型のほかに，少なからず腋窩・肩甲上神経合併損傷が含まれており，腕神経叢の分枝である両神経に牽引（節後）損傷が生じると考えられている[2]．近位型頚椎症性筋萎縮症（cervical spondylotic amyotrophy：CSA）では，いわゆるKeegan型とよばれる解離性運動麻痺を呈し，感覚障害や錐体路徴候をほとんど伴わず，C5またはC5, 6髄節主体の筋力低下が主徴候である．中高年男性に多く，発症時に疼痛を伴うこともある．頚椎MRI所見が軽微なことも多く，その感度は決して高くない[3]．C5根の頚椎症性神経根症（cervical spondylotic radiculopathy：CSR）では，根性疼痛とC5領域の運動・感覚障害が生じ，上肢挙上困難を呈することがある．神経痛性筋萎縮症（neuralgic amyotrophy：NA）は多発性単ニューロパチーであり，誘因のない疼痛後に亜急性に肩甲帯麻痺が生じることがある[4]．腋窩，肩甲上神経のほかに，副神経（僧帽筋）や長胸神

表❶ 上肢・肩挙上困難を鑑別すべき代表疾患

	骨・関節疾患	神経・筋疾患
急性	上腕骨近位端骨折 鎖骨遠位端骨折 肩鎖関節亜脱臼	腕神経叢損傷 （C5, 6 型損傷， 腋窩・肩甲上神経合併損傷）
亜急性	腱板断裂 石灰沈着性腱炎	近位型頚椎症性筋萎縮症（CSA） 頚椎症性神経根症（C5CSR） 神経痛性筋萎縮症（NA）
慢性	肩関節周囲炎 変形性肩関節症	筋萎縮性側索硬化症（ALS） 進行性筋ジストロフィー

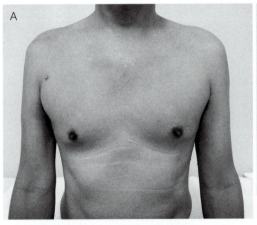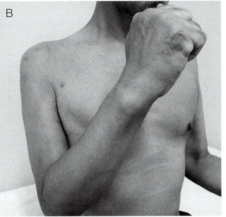

図❶ 腱板断裂と近位型 CSA 合併例
A．64 歳男性，右腱板修復手術後の上肢挙上困難例
右肩甲帯・上腕の筋萎縮がわかる．三角筋・棘下筋・上腕二頭筋・腕橈骨筋筋力[1-2]であった．
B．Steindler 効果による肘屈曲
右肘屈曲時には上肢を体幹で保持し，回内・手関節背屈・手指屈曲位である．回外位では抗重力下に肘屈曲不能であった．

経（前鋸筋）麻痺が含まれ，翼状肩甲を呈することもある．これらは，発症当初には疼痛のため徒手筋力検査が困難な場合も多い．運動ニューロン病である筋萎縮性側索硬化症（amyotrophic lateral sclerosis：ALS）のなかには，長期にわたり緩徐に両上肢限局的に筋力低下が進行する brachial amyotrophic diplegia（BAD）・flail arm 型という亜型が知られている[5]．また，進行性筋ジストロフィーのなかには顔面肩甲上腕（facioscapulohumeral：FSH）型があり，多くは 20 歳頃までに発症し，緩徐に進行する左右差のある翼状肩甲が特徴で，閉眼や口笛がおこないにくい[6]．

腱板断裂と近位型 CSA

以上のなかでも，日常診療での鑑別が重要と思われるのが，腱板断裂と近位型 CSA であろう．いずれも中年以降の男性に亜急性の上肢挙上困難が生じ，感覚障害を伴わない．近位型

CSAの手術成績は罹病期間に左右されると考えられており，診断遅延は機能回復の機会を逃すことになる．廃用性の三角筋・棘下筋萎縮は腱板断裂でも生じうるので，近位型CSAで生じる上腕二頭筋の筋力低下が鑑別の鍵である．一方で，50歳以上の一般住民のおよそ1/4に腱板完全断裂が存在し，また腱板断裂例のおよそ2/3は無症候性断裂であったとの報告もあり[7]，不要または無効な腱板修復手術がおこなわれている可能性が考えられる[8]．図❶に腱板手術後の上肢挙上困難で当科専門外来を受診した64歳男性の近位型CSAを示す．ほかにも，腱板手術後の上肢挙上困難として，62歳男性のC5CSRや，72歳女性のterrible triad（肩関節脱臼，腱板断裂，腋窩・肩甲上神経麻痺合併）などを経験しており，決してまれではないと考えられる．これらは上腕近位外側の感覚低下があり，合併損傷を含む鑑別は可能である．腱板断裂が疑われる肩挙上困難でも，上腕二頭筋筋力と感覚障害の確認を怠ってはならない．

おわりに

日常診療では「よく聴いて，よく視て，よく触る」ことが肝要であり，画像検査はあくまでも補助診断である．

文献

1) 玉井和哉：肩痛を生じる疾患の診断と治療．綜合臨床 **59**：463-464，2010
2) 落合直之ほか：腋窩，肩甲上神経合併損傷の診断—C5,6根損傷との鑑別を中心に—．整・災外 **33**：693-699，1990
3) 園生雅弘：頚椎症性筋萎縮症．*Brain Nerve* **68**：509-519，2016
4) 東原真奈ほか：神経痛性筋萎縮症．整・災外 **57**：1701-1708，2014
5) 滝山容子ほか：Brachial amyotrophic diplegia 頚椎症との関連性．脊椎脊髄 **23**：1091-1095，2010
6) 杉江和馬：顔面肩甲上腕型筋ジストロフィーの骨格筋障害の分布．難病と在宅ケア **17**：53-55，2012
7) 山本敦史：腱板断裂の疫学—症候性断裂と無症候性断裂—．*MB Orthop* **24**：1-5，2011
8) 木島泰明ほか：腱板断裂は修復すべきか—手術例と保存療法例の長期予後の比較—．関節外科 **31**：814-819，2012

特集 上肢神経障害の診断・鑑別・治療

クリニカルクエスチョン❷
手内在筋萎縮症例の鑑別は？

神戸労災病院整形外科・リハビリテーション科
金谷貴子

はじめに

手内在筋とは手根骨もしくは手指骨に起始・停止をもつ筋肉の総称である．母指球筋・小指球筋・中手筋がある（表❶）[1)2)]．手内在筋の髄節支配はC8-Th1であり末梢神経支配として橈骨神経支配筋は存在せず正中神経か尺骨神経のいずれかの支配である．

手内在筋萎縮は末梢神経疾患や頚髄前角障害をきたす種々の脊髄疾患に認められ診断に重要である．手における正中・尺骨神経の支配筋を念頭に置いて評価し，各神経の知覚支配領域（正中神経，尺骨神経，C6～8）と合わせて診断することが重要である．

解剖

1）母指球筋

①母指対立筋（opponens pollicis）は手掌の深層に位置する筋肉で同じ場所を走行する母指屈筋よりもさらに深層に位置する．母指対立運動に重要な役割を担っており，つまみ動作に大きく貢献している．

②短母指外転筋（abductor pollicis brevis）は長母指外転筋とともに母指外転作用の主要筋である．長母指外転筋は橈骨神経支配であるため正中神経麻痺で短母指外転筋が障害されても母指外転は可能となる．

③短母指屈筋（flexor pollicis brevis）は母指MP関節を屈曲させる．浅頭は正中神経，深頭は尺骨神経支配のため，単独麻痺では機能が残存する．

④母指内転筋（adductor pollicis）は母指内転にはたらく．筋力低下がある場合は母指IP関節を屈曲させる代償動作（Froment徴候）がみられる．

2）小指球筋

①小指対立筋（opponens digiti minimi）は小指対立運動とCM関節屈曲に重要な役割を担っている．

②小指外転筋（abductor digiti minimi）は小指外転をおこなう．

③短小指屈筋（flexor digiti minimi brevis）は小指MP関節を屈曲させる．

④短掌筋（palmaris brevis）は屈筋支帯の保護，小指球筋の隆起（皮膚を緊張させる）に関与している．小指球筋のなかでは唯一の皮筋である．

3）中手筋

①虫様筋（lumbricales）はDIP，PIP関節伸展とMP関節屈曲にはたらく．合計4本の虫様

表❶　手内在筋の一覧

手内在筋	筋肉	支配神経	起始	停止	髄節
母指球筋	母指対立筋	正中神経	大菱形骨結節・屈筋支帯	第1中手骨橈側縁	C8-Th1
	短母指外転筋	正中神経	舟状骨結節・屈筋支帯	橈側種子骨・母指基節骨	C8-Th1
	短母指屈筋	正中神経,尺骨神経	①浅頭；大菱形骨結節 ②深頭；第1中手骨尺側，屈筋支帯，第1背側骨間筋	橈側種子骨・母指基節骨	C8-Th1
	母指内転筋	尺骨神経	①横頭；第3中手骨 ②斜頭；第2,3中手骨，有頭骨，屈筋支帯	母指基節骨	C8-Th1
小指球筋	小指対立筋	尺骨神経	屈筋支帯，有鉤骨	第5中手骨尺側	C8-Th1
	小指外転筋	尺骨神経	豆状骨・尺側手根屈筋腱・豆状有鉤靭帯	小指基節骨底の尺側面	C8-Th1
	短小指屈筋	尺骨神経	屈筋支帯，有鉤骨	第5基節骨底	C8-Th1
	短掌筋	尺骨神経	屈筋支帯・豆状骨	手の尺側の皮膚	C8-Th1
中手筋	虫様筋	正中神経,尺骨神経	深指屈筋腱	総指伸筋	C8-Th1
	背側骨間筋	尺骨神経	第1-5中手骨	第2-4基節骨，指背腱膜	C8-Th1
	掌側骨間筋	尺骨神経	第2,4,5中手骨	第2,4,5基節骨	C8-Th1

(Perotto AO, 1997[1], Hoppenfeld S et al, 2009[2]より改変引用)

筋のうち示中指が正中神経，環小指が尺骨神経支配である．固有受容器が多く，動きそのものよりも握ったものの感覚を中枢に伝える役割もある．
②背側骨間筋（interossei dorsales）は中指を中心に外転する動きに作用する．4つの筋からなりそれぞれに起始部が2つある．示–環指MP関節屈曲，DIP，PIP関節伸展にも作用する．
③掌側骨間筋（interossei palmares）は手掌に位置し，中指を中心に内転する動きに作用する．3つの筋からなり起始部は1つである．示–環指MP関節屈曲，DIP，PIP関節伸展にも作用する．尺骨神経麻痺では第2，3虫様筋が残るので示，中指は純粋な鷲手とはならない．

疾患別の特徴

1）手根管症候群（carpal tunnel syndrome：CTS）

正中神経が手根管内で圧迫を受けることから正中神経領域のみの障害を呈し，進行例では母指球筋萎縮をきたす．正中神経領域の感覚障害（しびれ感と知覚鈍麻，とくに中指尖部）から始まることが特徴で，母指球筋萎縮を初発症状とすることはない．初期には夜間痛や明け方の症状増悪を訴えることもある．正中神経領域のしびれが中指よりも母指，示指に強い場合は頸髄からの病変もしくはdouble lesion syndromeの可能性を考える．誘発テストであるTinel徴候，Pharlen's testなどは診断に有用ではあるが必ずしも陽性にならないので注意を要する．神経伝導検査はCTSの診断に有用である．

2）肘部管症候群（cubital tunnel syndrome）

CTSと同様に，尺骨神経領域のしびれ感（とくに小指）と感覚障害の訴えからはじまり，進行すると正中神経支配［母指対立筋，短母指外転筋，短母指屈筋（浅頭），第2, 3虫様筋］以外の手内在筋の筋萎縮を呈するようになる．

肘関節可動域制限や肘部内上顆周囲の違和感，痛みを訴えることが多い．誘発テストとしてのTinel徴候や肘屈曲位での症状増悪などは診断に有用ではあるが必ずしも陽性にならない．神経伝導検査は肘部管症候群の診断に有用である．

3）頚部神経根症

手に症状をきたす頚部神経根症の大多数がC8障害中心である[3]．片側性の頚部-肩甲骨周囲の痛みから発症し，しびれや知覚鈍麻は中環小指にみられる場合が多いが，感覚障害を伴わないこともある．手内在筋萎縮は第1背側骨間筋，小指外転筋，母指内転筋に顕著で，第1背側骨間筋，小指外転筋の筋力低下の程度は上腕三頭筋の筋力低下よりも強い．下垂指を伴う場合が多く，上腕三頭筋反射が低下する．

頚部脊髄症でもC6/7椎間板高位を責任高位とする場合，C8髄節が障害されて生じる場合と同様に手内在筋萎縮がおこる．この場合，ミエロパチー症状である下肢症状と巧緻障害を伴う．

4）筋萎縮性側索硬化症（ALS）

ALSでは筋力低下が緩徐に進行し，短母指外転筋を中心とした母指球筋，第1背側骨間筋萎縮が目立ち小指外転筋が比較的保たれるという解剖学的には説明できない手内在筋の解離性萎縮（split hand）が特徴である[4]．球麻痺症状を呈するが，感覚障害，排尿障害がみられないのもALSの特徴であり，電気生理学的検査が診断に有用である．

文献
1) Perotto AO：筋電図のための解剖ガイド第3版，栢森良二訳，西村書店，新潟，1997, pp.4-25
2) Hoppenfeld S et al：*Surgical Exposures in Orthopaedics：The Anatomic Approach*（Hoppenfeld, Surgical Exposures in Orthopaedics）4th ed, Wolters Kluwer/Lippincott Williams and Wilkins, Philadelphia, 2009, pp.209-212
3) 田中靖久：頚部神経根症の手の症候—他疾患との鑑別点—．*MB Orthop* 29：6-12, 2016
4) Kuwabara S et al：Dissociated small hand muscle atrophy in amyotrophic lateral sclerosis：Frequency, extent and specificity. *Muscle Nerve* 37：426-430, 2008

連載第12回

アセトアミノフェン

川合眞一[1]，村岡 成[2]

1）東邦大学医学部炎症・疼痛制御学講座
2）東邦大学医学部内科学講座膠原病学分野

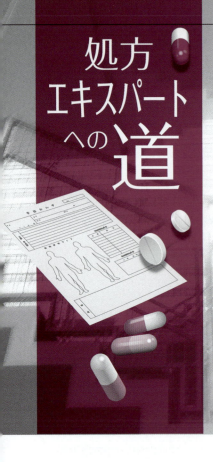

アセトアミノフェンは，長年適応症と用量が限定されていたが，2011年に変形性関節症の適応症が追加となり，4 g/日までの上限用量が承認されて，わが国でも広く使われるようになった．作用機序は必ずしも明らかではないが，中枢への直接の働きによる鎮痛・解熱作用と考えられている．その鎮痛効果は非ステロイド性抗炎症薬には劣るものの，安全性は高い．本稿では，慢性疼痛治療において，アセトアミノフェンをいかに使うかについて，筆者の考えをまとめた．

はじめに

慢性疼痛に対する薬物療法は近年多様化しており，さまざまな鎮痛薬が使用可能となった．アセトアミノフェン（acetaminophen：AAP）は，小児から高齢者まで使いやすい鎮痛・解熱薬として便利に使われてきた．AAPは国際一般名のparacetamolとしても広く知られた薬物で，化学構造の2つの表記であるN-acetyl-para-aminophenolとpara-acetyl-amino-phenolからそれぞれAAPとparacetamolに命名された．前者の化学構造の略称であるAPAPが使われることもあるが，すべて同じ薬物である．本稿では，まず成人の慢性疼痛治療に用いられる多様な鎮痛薬のなかでのAAPの位置付けを述べ，その後，AAPの作用機序や臨床情報についてまとめてみたい．

慢性疼痛に処方する鎮痛薬

疼痛は患者のQOLを大きく損なうことから，それを改善することが期待される鎮痛薬はきわめて重要である．表❶には慢性疼痛に使われる鎮痛薬の種類を示したが，きわめて多様であり，逆に言えば決め手となるような薬物がないことを示している．また，表中には英国のNational Institute for Health and Care Excellence（NICE）による変形性関節症に対するガイドライン[1]に記載された選択順を示した．このガイドラインは慢性疼痛の代表である変形性関節症を対象疾患としているが，たとえば悪性腫瘍に伴う疼痛には1986年（1996年改訂）のWHO方式がん疼痛治療法[2]（通称WHOラダー）が最も有名である．WHOラダーでは第1段階はAAPや非ステロイド性抗炎症薬（nonsteroidal anti-inflammatory drugs：NSAIDs）など，第2段階ではこれらに加えて弱オピオイドを，第3段階は強オピオイドを加えていく．慢性疼痛に対する鎮痛薬の考え方も類似してはいるが，やはり強オピオイドの使用にはかなりの制限があると考えるべきである．わが国では，麻薬性オピオイドとしてはフェンタニル貼付剤のみが慢性疼痛に対する適応症を有しているが，米国などでは経口の麻薬性オピオイドが慢性疼痛にも承認されていることもあり，わが国の製薬企業の臨床開発も同様の方向に向いている現状にある．

米国リウマチ学会の変形性関節症治療の2012年推

表❶ 慢性疼痛に使用される鎮痛薬

- アセトアミノフェン【第1選択】
- 非ステロイド性抗炎症薬【第2選択】
    外用剤（テープなど）【第1選択】
    アスピリンおよび類似薬
    選択的シクロオキシゲナーゼ-2阻害薬
- オピオイド【第2選択，追加使用】
    非麻薬：トラマドール（単剤・配合剤）
        　　　ブプレノルフィン（テープ）
    麻薬：　フェンタニル（パッチ・テープ）
- ステロイド関節内注射【第2選択，追加使用】
- 鎮痛補助薬
    神経障害性疼痛治療薬（プレガバリン）
    抗てんかん薬（カルバマゼピン*）
    抗うつ薬（SNRI デュロキセチン#）

*適応症：三叉神経痛，適応外使用：神経障害性疼痛
#適応症：糖尿病性神経障害性疼痛，線維筋痛症，慢性腰痛症
選択順：NICE ガイドライン（NICE guidelines［CG177］2014年2月)[1]

奨[3]によると，AAP，NSAIDs外用剤，経口NSAIDsおよびステロイド関節腔内注射を同列に疼痛が生じた場合の薬物治療の選択肢として扱っており，一方でトラマドール以外のオピオイドは勧めていない．しかし米国では，最近の報告[4]でも関節リウマチ患者の約40%に何らかのオピオイドが処方されているという現実がある．慢性疼痛全般に対してもわが国よりかなり多くの患者にオピオイドが処方されていることが推察され，米国の医学雑誌にはそのことに警告を発する論文がしばしば掲載されている．

これらの他にも，抗てんかん薬（カルバマゼピン），抗うつ薬（デュロキセチン），神経障害性疼痛治療薬（プレガバリン），さらに局所注射を含めたステロイドも鎮痛薬としてあるいは鎮痛補助薬として使われる．これらの情報を合わせ筆者が作成した慢性疼痛に対する鎮痛薬の選択法[5]を図❶に示したが，AAP以外の薬物の詳細は他誌を参照していただきたい．

AAPの基礎知識

1) 歴史

AAPは，当初アセトアニリドの代謝物として発見された薬物である．1873年に初めて合成され，医薬品として用いられたのは1893年であった．その後は鎮痛・解熱薬として汎用され，処方薬のみならずOTC薬としても世界中の薬局で売られている．わが国では，長年小児を中心とした鎮痛・解熱薬として使われてきたこともあり，とくに成人では適応症と用量が限定されていた[6]．しかし，2011年に変形性関節症が適応症に追加され，さらに成人の上限用量を1.5 g/日から4 g/日に増量することも承認されて，より広く使われるようになった．

2) 作用機序

AAPは，NSAIDsの作用機序として知られるシクロオキシゲナーゼ（COX）阻害活性はわずかであることが知られており，その作用機序は必ずしも明確にはされていない．COX-3というCOX-1やCOX-2とは異なるアイソザイムをAAPが特異的に阻害するという論文が発表されたこともあったが，その後COX-3のヒトでの存在が追認されず，この説は現在では否定されている．

Högestättら[7]は，AAPが脳や脊髄内で脱アセチル化してアミノフェノールとなり，さらにアラキドン酸と抱合してN-arachidonoylphenolamine（AM404）となる代謝経路があると報告した（図❷）．AM404は，

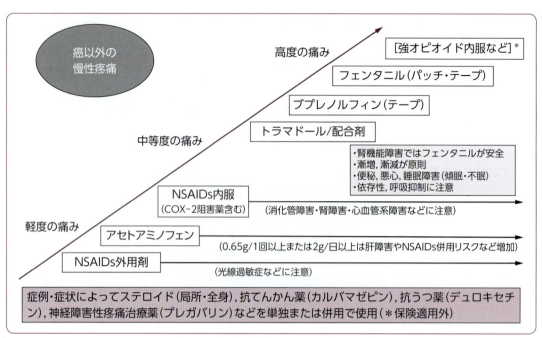

図❶ 慢性疼痛の程度による鎮痛薬の選択

(川合眞一, 2018[5]より引用)

transient receptor potential cation channel subfamily V member 1（TrpV1）または vanilloid receptor 1 とよばれるカプサイシン受容体の強力なアゴニストであるため，痛覚神経は脱感作され，痛み刺激の伝達が抑制されることにより鎮痛作用が得られることが考えられる．また，AM404 は COX-1 および COX-2 も阻害してプロスタグランジン産生を抑制し，さらにマリファナをリガンドとするカンナビノイド受容体にも結合するという．しかし，AAP の鎮痛作用は，たとえ高用量であっても限定的であり，一般に経口 NSAIDs よりも劣ることから，これらの複数の機序を介していたとしても，いずれも緩やかに作用しているものと想定される．

AAP の臨床的有用性

1）有効性

AAP は，変形性関節症や関節リウマチなどに対する NSAIDs の多くの臨床試験で対照薬として使われている．いくつかの臨床試験の例をあげ，AAP の実力を検証してみたい．

図❷ AAP の作用機序に関わる代謝経路

(Högestätt ED et al, 2005[7]より引用)

膝・股関節の変形性関節症に対する AAP 4 g/日群とジクロフェナク 150 mg/日（プロトンポンプ阻害薬を併用）群をクロスオーバーさせて検討した報告[8]によると，AAP は有効ではあるがジクロフェナクにはおよばない．また，変形性膝関節症に対するナプロキセンと AAP の有効性を比較した無作為化比較対照試験[9]によると，AAP 4 g/日群はナプロキセン 660 mg/日群には劣るものの，プラセボに有意に優る鎮痛効果を認めた．一方で，腰痛症には有効性が示されず，変形性関節症ではわずかな効果しかないとしたシステマティック・レビュー[10]もある．これらの結果を総合すると，AAP の変形性関節症などの慢性疼痛に対する鎮痛効果はプラセボよりは有効だが，たとえ高用量を用いても常用量の NSAIDs より有効性は劣ると解釈できる．

AAP には NSAIDs のような抗炎症作用がないため関節リウマチには効果が発揮できないとされてきた．しかし，関節リウマチを対象とした臨床試験のシステマティック・レビュー[11]によると，AAP はプラセボよりも鎮痛効果は高いが，NSAIDs よりは劣るという変形性関節症と同様の傾向があり，さらに NSAIDs との併用による増強作用がみられたという．近年，関節リウマチ治療が大きく進歩し，メトトレキサートや生物学的製剤などの強力な抗リウマチ薬で炎症とそれに伴う疼痛が制御されるようになったが，その後も痛みを訴える患者は少なくない．AAP は抗リウマチ薬に併用する鎮痛薬の選択肢の1つではあるが，添付文書上は，関節リウマチは直接の適応症になっていない．

2）副作用

AAP は，一般的には NSAIDs よりも副作用が少ないとされている．しかし，その高用量投与はときに重篤な肝障害を引き起こすことがある．米国 Food and Drug Administration（FDA）は，AAP の過量投与を避けるために配合剤には 325 mg を超える AAP 含有製剤は製造しないように警告した[12]．米国では市販薬の過量投与による事故が少なくなく，この警告はとくに配合剤に向けたものだが，わが国の処方薬には 500 mg 錠もあることから，処方薬と AAP を含む市販配合剤との併用などには十分な注意が必要である．なお，AAP の添付文書には，肝障害に関する警告に加え，頻度は低いながらも過敏症，中毒性表皮壊死融解症，Stevens-Johnson 症候群，顆粒球減少症，間質性肺炎，間質性腎炎などの報告が記載されている．

AAP は，大部分が肝臓でグルクロン酸抱合や硫酸抱合され，尿中に排泄される．しかし，一部が肝の薬物代謝酵素である CYP2E1 などにより毒性をもつ N-アセチル-p-ベンゾキノンイミン（NAPQI）に代謝される．常用量の AAP であれば，NAPQI はグルタチオンにより無毒化されるが，一般に 150 mg/kg 以上の大量摂取時にはグルタチオンが不足し NAPQI が体内に蓄積するため肝毒性が生じる．ときに肝不全になることもあるが，アルコール常飲者では肝障害を合併しやすい．また，肝機能が低下している肝硬変患者では AAP 代謝が障害されるため，体内に蓄積傾向となる[13]．一方，AAP のような肝代謝型の薬物は，一般に腎不全患者では安全に使用可能だが，抱合体の尿排泄が障害されるため体内に蓄積する．それにより，AAP 自体の代謝も影響を受けて軽度障害される[14]ため，長期間投与は避けるべきである．

AAP は，たとえ高用量であっても消化管障害が少ないとされてきた．しかし，英国のコホート内ケース・コントロール研究[15]によると，2 g/日以上の AAP 単独投与は，それ未満の AAP 投与よりも上部消化管障害合併が増加するとしている．加えて，AAP 2 g/日以上とステロイド，あるいは NSAIDs の併用でも同合併症が増加する．最近のシステマティック・レビュー[16]によれば，AAP の副作用は明らかに用量依存性であり，改めて高用量投与の危険性を警告している．

AAP は NSAIDs よりはアスピリン喘息を誘発することは少ないが，一部の患者では喘息が誘発されることがある[17]．そのため，使用せざるを得ない場合でも低用量から漸増するのが良い．ただし添付文書上は，アスピリン喘息患者への AAP 投与は禁忌である．また，妊婦に対する安全性は一般に高いが，AAP がもつ弱い COX 阻害活性により胎児の動脈管閉鎖による胎児死亡の可能性も指摘されているため，投与は必要最小限

にとどめ，妊娠後期にはとくに慎重さが必要となる．

処方のポイント

以上，述べてきた特徴から，処方する際のポイントを筆者なりにまとめてみた．

AAPは，効果は限定的ながら一般には安全性が高い鎮痛薬である．しかし，ステロイドやNSAIDsが投与されている患者にAAPを併用する場合や，慢性肝疾患患者，高齢者に処方する場合は，安全性の観点から，1 g/日以下などの低用量から開始することを勧めたい．また，たとえ合併症のない患者であっても，初期投与は2 g/日以下で開始し，必要に応じて増量を考慮するのが良い．また，腎不全患者への短期投与は一般に安全だが，長期投与ではAAPが体内に蓄積する可能性がある．アスピリン喘息患者や妊婦に投与せざるを得ない場合，1 g/日以下といった低用量から慎重に開始するのが良いと思われる．

文 献

1) NICE (National Institute for Health and Care Excellence): Osteoarthritis: care and management. Clinical guideline [CG177], 2014. https://www.nice.org.uk/guidance/cg177
2) 世界保健機関編：がんの痛みからの解放 WHO方式がんの疼痛治療法 第2版，武田文和訳，金原出版，東京，1996
3) Hochberg MC et al: American College of Rheumatology 2012 recommendations for the use of nonpharmacologic and pharmacologic therapies in osteoarthritis of the hand, hip, and knee. Arthritis Care Res (Hoboken) 64: 465-474, 2012
4) Curtis JR et al: Changing trends in opioid use among patients with rheumatoid arthritis in the United States. Arthritis Rheumatol 69: 1733-1740, 2017
5) 川合眞一：鎮痛薬（非ステロイド抗炎症薬など）．今日の治療薬解説と便覧2018，浦部晶夫ほか編，南江堂，東京，2018, pp. 289-296
6) 川合眞一：変形性関節症に対するAcetaminophen療法：文献調査と実態調査に基づく検討．薬理と治療 35: 785-795, 2007
7) Högestätt ED et al: Conversion of acetaminophen to the bioactive N-acylphenolamine AM404 via fatty acid amide hydrolase-dependent arachidonic acid conjugation in the nervous system. J Biol Chem 280: 31405-31412, 2005
8) Pincus T et al: A randomized, double-blind, crossover clinical trial of diclofenac plus misoprostol versus acetaminophen in patients with osteoarthritis of the hip or knee. Arthritis Rheum 44: 1587-1598, 2001
9) Golden HE et al: Analgesic efficacy and safety of nonprescription doses of naproxen sodium compared with acetaminophen in the treatment of osteoarthritis of the knee. Am J Ther 11: 85-94, 2004
10) Machado GC et al: Efficacy and safety of paracetamol for spinal pain and osteoarthritis: systematic review and meta-analysis of randomised placebo controlled trials. BMJ 350: h1225, 2015
11) Hazlewood G et al: Paracetamol for the management of pain in inflammatory arthritis: a systematic literature review. J Rheumatol Suppl 90: 11-16, 2012
12) http://www.fda.gov/drugs/drugsafety/ucm390509.htm
13) Andreasen PB et al: Paracetamol (acetaminophen) clearance in patients with cirrhosis of the liver. Acta Med Scand Suppl 624: 99-105, 1979
14) Prescott LF et al: Paracetamol disposition and metabolite kinetics in patients with chronic renal failure. Eur J Clin Pharmacol 36: 291-297, 1989
15) Garcia Rodríguez LA et al: The risk of upper gastrointestinal complications associated with nonsteroidal anti-inflammatory drugs, glucocorticoids, acetaminophen, and combinations of these agents. Arthritis Res 3: 98-101, 2001
16) Roberts E et al: Paracetamol: not as safe as we thought? A systematic literature review of observational studies. Ann Rheum Dis 75: 552-559, 2016
17) Szczeklik A et al: Clinical patterns of hypersensitivity to nonsteroidal anti-inflammatory drugs and their pathogenesis. J Allergy Clin Immunol 60: 276-284, 1977

治療選択
誌上ディベート
debate

連載：第12回

上腕骨近位端骨折の治療選択

ロッキングプレート VS 髄内釘

本連載では，標準治療が十分に確立していないコントラバーシャルな運動器疾患の治療選択について論考する．第12回目は，上腕骨近位端骨折の治療選択を取り上げる．上腕骨近位端骨折に対する骨接合術として，ロッキングプレートあるいは髄内釘が選択されることが多く，ともに良好な治療成績が報告されている．ここでは，ロッキングプレートと髄内釘，それぞれの立場から，「基本的な治療スタンス」「治療のメリット」「留意点」などについて言及いただく．なお，解説いただいた御二人の先生には「誌上ディベート」形式で論点を明確化するため，あえて一方の見地からご寄稿いただいている点を申し添える．

小林 誠 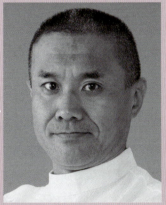 × 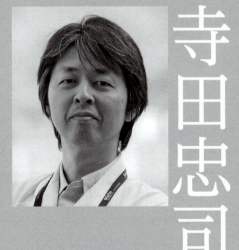 寺田忠司

profile

小林　誠（こばやし　まこと）
- 1983年　新潟県立佐渡高等学校卒業
- 1989年　東京大学医学部卒業
- 1998年　東京大学大学院修了博士号取得
- 2008年　帝京大学整形外科准教授
- 2017年　同　病院教授
- 日本骨折治療学会評議員
- AO Trauma Japan 教育委員

寺田忠司（てらだ　ちゅうじ）
- 1998年　川崎医科大学卒業
- 1998年　岡山大学整形外科教室入局
- 1998年　岡山赤十字病院整形外科研修医
- 2000年　佐用中央病院整形外科医員
- 2002年　赤穂中央病院整形外科医員
- 2006年　岡山労災病院整形外科医員
- 2007年　岡山労災病院整形外科副部長
- 2012年　福山市民病院救命救急センター整形外科科長
- 2012年　AO Trauma fellowship（フライブルグ大学，ドイツ）
- 専門：整形外傷外科

ロッキングプレートの立場から

帝京大学整形外科　小林　誠

> **Summary**
> - 手術しないとうまく治らない症例を見極める．
> - 大きな展開で骨性支持を再建した良い整復位を得る．
> - 結節骨片を十分にプレートに縫合する．
> - 朝起きてから夜寝るまで，振り幅の大きな振り子運動を1日数百回おこなわせる．

はじめに

　上腕骨近位端骨折の多くは手術をしなくても骨癒合が得られ，日常生活に不自由のない肩機能を獲得することができる．しかし，なかには偽関節リスクの高い骨折や，そのまま癒合したのでは肩機能が損なわれるタイプの骨折が存在する．また，自然に治るタイプの骨折でも，手術をおこなって上肢を使えない期間を短縮させたい場合がある．手術に用いる内固定材として，髄内釘とロッキングプレートのいずれかが候補となる．骨幹部の骨折であれば，適切な太さの髄内釘を挿入することで整復位が得られるため手術は比較的容易である．しかし上腕骨近位端骨折は髄腔がラッパ状に拡大した部位での骨折であることと，結節骨片の転位を伴うことが少なくないことから，髄内釘手術にはある水準以上の整復技術が必要である．どんな手術でもおこなう技術をもっていることが理想的ではあるが，残念ながら筆者にはむずかしい上腕骨近位端骨折を髄内釘で上手く治療する技術がない．しかしロッキングプレートを用いた手術では，プレート設置を妨げない位置に好きなだけ仮固定のKワイヤを刺入することができるので，髄内釘手術よりも難易度が低いと考える．ロッキングプレートを推奨する立場から，手術の実際を解説する．

基本的な治療スタンス

　筆者のこれまでの臨床経験から考察すると，手術したほうがよい上腕骨近位端骨折とは次の3つとなる．

1）偽関節リスクの高い外科頚骨折

　外科頚骨折が偽関節となると自動屈曲・自動外転は30度程度となり，日常生活の妨げとなる．外科頚骨折部の初期側方転位が上腕骨横径の50％を超えている場合は偽関節リスクが高いという説がある．しかし外科頚骨折の偽関節リスクを決定するのは，初期側方転位の大きさではなく，骨折部付近の軟部組織の破綻程度による骨折部の安定性であろう．手術症例において麻酔導入後に外科頚骨折部の安定性を透視下に観察すると，初期転位の大きさと安定性とのあいだには乖離がある．したがって真の偽関節リスク（手術したほうがよいかどうか）を判定するためには，麻酔をかけて透視下に骨折部の安定性を調べなければならない．しかしこの手法は明らかに非現実的なので，便宜的に横径の50％の側方転位を目安とせざるを得ない（図❶）．

2）大結節が関節窩近くまで背側転位した症例

　大結節の骨折面には海綿骨があるので，対向面が骨頭軟骨であっても癒合しやすい．大きな大結節骨片は棘下筋に引かれて背側に転位するが，関節窩付近で癒合すると，棘下筋の滑動域がなくなるので外旋が損なわれて，髪を洗えなくなる（図❷）．

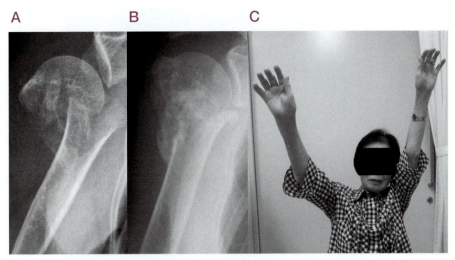

図❶ 77歳女性
A．初診時．横径50％を超える側方転位があるが，外側の骨膜が連続していることが想像される．
B．3ヵ月後．骨癒合している．
C．3ヵ月後の挙上．日常生活に不自由なし．

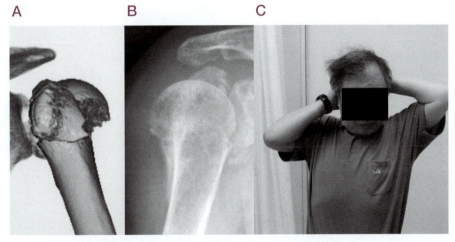

図❷ 64歳男性
A．初診時CT背側面．大結節が関節窩付近まで転位している．
B．3ヵ月後．骨癒合しているが棘下筋の滑動域がないことが想像される．
C．3ヵ月後の可動域．外旋制限があり，後頭部がうまく洗えない．

3）整復不能な脱臼骨折

骨頭骨片が骨幹部から離れた脱臼骨折は閉鎖的に整復できないことが多い．骨頭骨片が脱臼したままでは挙上ができないので，人工骨頭手術または骨接合手術を要する．

ロッキングプレートのメリット・エビデンス

ロッキングスクリューを用いない従来型のプレートでは高齢者の粗鬆骨に起きる上腕骨近位端骨折をうまく内固定することができなかった．ロッキングプレートを用いた英語論文が発表されたのは2003年であり，それ以前に報告された上腕骨近位端骨折に対するプレート固定の英語論文数は年間5件未満であった．2008年以降の論文数は年間15件を超えており，ロッキングプレートによって上腕骨近位端骨折の内固定がやりやすくなったことは確かである．しかしコクラン

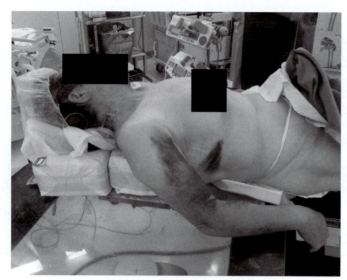

図❸ 人工骨頭に切り替え可能な仰臥位
頭と肩の下に枕を置くと肩関節が伸展できる．

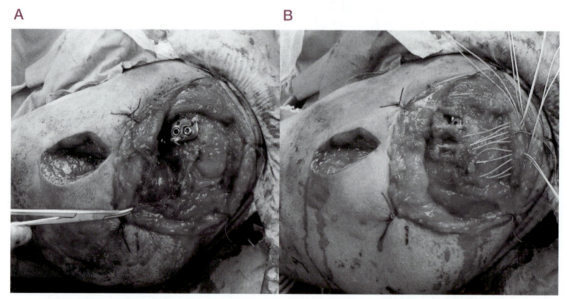

図❹ 拡大三角筋縦割進入
A．三角筋を縦割した後，中部線維起始部を肩峰から外すと大結節から小結節まで丸見えになる．
B．肩峰に多数穿孔して筋を縫合する．

レビューによると，ロッキングプレートのみならず，髄内釘，人工骨頭などの外科手術の治療成績は，三角巾による非手術的治療と変わりがない[1]．では手術には意味がないのだろうか？ そんなことはない．先に述べた絶対的手術適応の症例に対して，上手な手術をおこなえば，手術をおこなわない場合とくらべて成績がよいのは当然である．無作為割付比較試験をおこなう際に，非手術的治療でもよく治る多くの症例を対象に含んでしまうことが問題である．またロッキングプレートを用いても，高齢者の上腕骨近位端骨折手術で失敗しないためにはある種のコツが必要である．一方にAという薬を投与して，他方にBという薬を投与する内科の比較試験とは異なる．コツの必要な手術的治療に関してレベルの高いエビデンスを求めるのは無理な相談である．

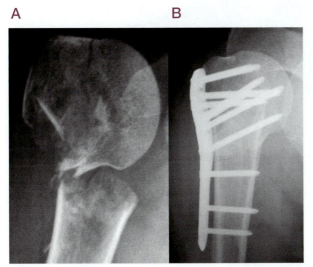

図❺ 陥入整復法
A. 多くの場合骨幹端部には受傷時のインパクトで空隙ができている．
B. 骨幹部を骨頭に陥入させて空隙を埋め，骨頭が内反再転位できないように骨性支持を作る．

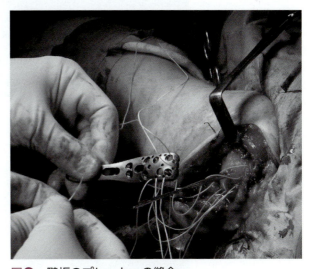

図❻ 腱板のプレートへの縫合
プレートを設置した後で糸を通すのはむずかしいので，あらかじめ糸を通しておく．

ロッキングプレートをおこなううえでの留意点

整復固定のむずかしい症例に対象を絞って留意点を述べる．簡単な症例にはどんな方法を用いてもよい．

1）体位

肩の手術というと何も考えずにビーチチェア位を用いる風潮があるが，ビーチチェア位では透視に制限がある．ラジオルーセントテーブル上に仰臥位として，上半身を枕で高くしておけば，術中に骨接合を断念して人工骨頭に切り替える場合にも肩を伸展することができる（図❸）．

2）人工骨頭のバックアップ

人工骨頭手術の最大の問題点は結節癒合不全のリスクである．セメント人工骨頭をおこなった後に結節が癒合不全を起こすと，ステムを抜くのが大変でリバース型人工骨頭に入れ替えられなくなる．したがって将来簡単にリバース型に変更できるタイプの人工骨頭をバックアップとして用意するのがよい．

3）手術進入法

一般に deltopectoral approach が用いられるが，肥満症例や筋量の多い症例では大結節の操作に不自由を感じる．三角筋縦割進入では大結節の操作がやりやすいが，整復困難な症例では三角筋の中部線維起始部を肩峰から切離（拡大三角筋縦割進入）すると劇的に展開がよくなる．肩峰に穿孔して修復しておけばよい（図❹）．

4）骨性支持の獲得

一番多い失敗は骨頭の内反再転位である．粗鬆骨の骨折で再転位を防ぐには骨性支持を再建するのが確実である．骨幹端部には多くの場合受傷時のインパクトで空隙ができているので，空隙を埋めるように骨幹部を骨頭内に陥入させる（図❺）．

5）結節の縫合

肩甲下筋，棘上筋，棘下筋腱に1号ないし2号の糸を通して術中整復に用いるが，最後にこの糸をプレートに縫合する．結節骨片が大きくてスクリュー固定できても，結節が割れて再転位することがある．プレートを設置した後で糸を通すのは大変なので，プレート設置前に糸を通しておく（図❻）．

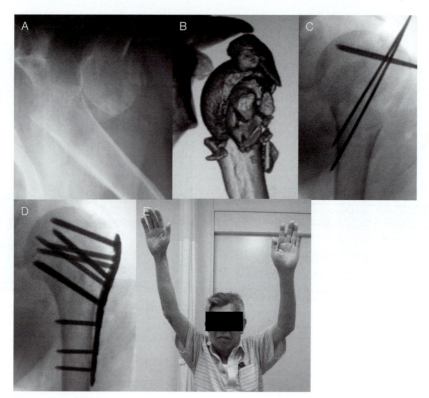

図❼ 70歳男性
- A．路上で転倒受傷．橈骨動脈拍動がないため転送されてきた．牽引による整復で拍動再開した．
- B．整復後のCT像．外科頸は徒手整復されているが，大小結節，骨頭，骨幹部がそれぞれ1cm以上転位していた4パート骨折である．
- C．拡大三角筋縦割進入では大小結節の展開が抜群によいため，不安定な骨折でも短時間で良い整復位を得ることができる．プレート設置を妨げない範囲で自由にKワイヤによる仮固定ができる点がプレート手術の利点である．
- D．プレート固定後．
- E．1年後の挙上．

6）振り幅の大きな振り子運動

　術後は足を開き，背中を床と平行に保って降り幅の大きな振り子運動を1日数百回おこなう．振り幅45度を確保できれば屈曲135度となる．肩や肘の術後リハビリで，退院後に週数回外来リハ通院していればよいという誤解がまかり通っている．自宅で一切自主学習せず，予備校の授業を受けるだけで難関大学に合格しようとするのと同じである．

症例供覧

　70歳男性，転倒による受傷．転位した骨幹部が腋窩動脈を圧迫して橈骨動脈拍動が消失していた．徒手整復によって拍動が再開したので，後日内固定をおこなった．拡大三角筋縦割進入で結節を骨頭に整復・仮固定，ついで骨頭を骨幹部に整復・仮固定してからプレート固定をおこなった．この，Kワイヤによる仮固定を自由におこなえる点が，髄内釘と比較した場合のプレート手術の最大の利点だと考える．術後1年の自動外転角度は130度だった（図❼）．

おわりに

　手術しなくても治る症例が大半なので，そのような症例を手術して失敗・再手術となるのは避けたい．手術しないとうまく治らない症例は，手術がとてもむずかしい．難易度の見極めと，「自分が手術してもよいか？」という自問が重要である．

文　献
1) Handoll HH *et al*：Interventions for treating proximal humeral fractures in adults. *Cochrane Database Syst Rev*：CD000434, 2015

# 髄内釘の立場から

福山市民病院整形外科　寺田忠司

Summary
- プレートよりも適応は少ない．
- 正確なエントリーポイントの作成が最重要である．
- 転位高度な 2-part，3-part が良い適応となる．
- 閉鎖的整復位の獲得手技に精通すべきである．
- 直線型髄内釘により，更なる治療成績の向上が期待される．

はじめに

　上腕骨近位端骨折は，転倒などの低エネルギー外傷によって，高齢者に発生することが多く，転位が軽度な 2-part 骨折に対する保存治療の成績は良好である一方で[1)2)]，3，4-part 骨折に対する保存治療は臨床成績が不良であることが知られている[3)]．青壮年のみならず，活動性の高い高齢者や，早期社会復帰を希望する患者が増えているという社会的背景から，手術治療を選択する機会が多いが，肩関節の可動域制限や，疼痛の残存，癒合不全や再手術などの術後合併症[4)5)]が多く，完全に受傷前の状態に回復する症例は少ない．本稿では髄内釘を考慮する条件，メリットや留意点を中心に述べる．

基本的な治療スタンス

　当院は救命救急センターを併設する施設であるため，交通事故や墜落外傷などの高エネルギー外傷による多発外傷，多発骨折例を中心に治療をおこなっている．脊椎や下肢の術後リハビリテーションを円滑におこなうためには，移乗動作や松葉杖使用の際の上肢への荷重が必要となる．そのような症例においては，上腕骨近位端骨折の転位が軽度であっても，積極的に手術をおこなっている．低エネルギーによる高齢者の単発外傷例であっても，受傷前の活動性が高い場合には，とくに骨折部の転位が大きい 2-part，および 3-part 骨折に対して，積極的に骨接合術を勧めている．

髄内釘を考慮する条件・ポイント

　プレート固定の最も優れている点は，キルシュナーワイヤー（K ワイヤ）による結節骨片や主骨片間の仮固定が，後に設置するプレートと干渉しない部位におこなわれた場合には，きわめて容易にプレートが設置できる手技の容易さにある．髄内釘は挿入に際して，仮固定の K ワイヤと干渉し，K ワイヤの打ち替えが必要となることが多く，整復位が崩れることや，マルアライメントが残存することが多い髄内釘手技にくらべて，プレート固定は，はるかに手技的に容易である．さらに，肩関節前方アプローチ（deltopectoral approach）を選択すれば，AO 分類 11-A1 から C3 までのすべてに対応が可能であり，非常に汎用性が高く，万能であると言える．

　髄内釘は挿入に際し，腱板切開を余儀なくされるインプラント特性のため，とくに若年者における肩関節痛の残存が懸念される．しかし近年，直線型髄内釘が主流となり，棘上筋腱の大結節付着部（フットプリント）に対する医原性損傷が回避できる症例が増加し，術後の腱板に関連する愁訴が減少傾向にあるため，年齢制限を設けない傾向にある[6)]．プレートにくらべると，髄内釘は適応となる骨折型が限定されるが，転位の大きさにかかわらず，2-part 骨折が最も良い適応で

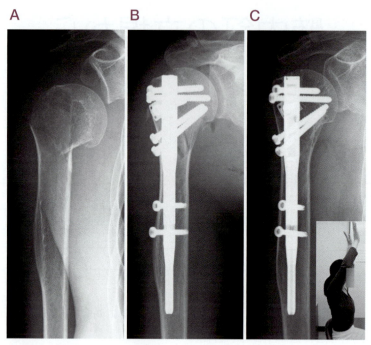

図❶ 症例（64歳，女性）
A．2-part 骨折，内反型，AO 分類 11-A2.2.1
B．直線型髄内釘（日本 MDM，ARISTO）で骨接合術をおこなった．
C．術後 1 年．骨癒合は得られ，肩関節屈曲 160°であった．

ある（図❶）．とくに，低位外科頚骨折はプレートよりも髄内釘が適していると思われる．3-part 大結節骨折における，プレートと髄内釘の使い分けの論点となるのは，髄内釘刺入部が骨折しているか否かであると考える．直線型髄内釘は大結節骨折部と，髄内釘刺入部が干渉しないケースが多いため，骨質にもよるが，「転位した大結節骨片があるため，髄内釘の適応とならない」という頻度は，少なくなりつつあり，むしろ良い適応と考えている．4-part 骨折は，そもそも骨接合術か人工骨頭あるいは人工関節の選択という議論となり，術者の技量と哲学の問題から，解決しない問題であるが，4-part 骨折に対する髄内釘は，原則として適応外であり，骨質が良好な場合や骨頭壊死の可能性が少ない骨折型，外反陥入型などの限定された症例においてのみ，適応になると考えている．

筆者は，プレートと髄内釘の両方が選択可能な場合，髄内釘を優先的に選択している．自験例[7)8)]から，髄内釘で治療した群のほうが，有意に肩関節可動域が良好なため，術前計画において，髄内釘固定が技術的に困難と判断された場合にのみ，ロッキングプレート固定を選択している．

髄内釘のメリット・エビデンス

髄内釘の最大のコンセプトは髄内釘自体が骨頭骨片の軟骨下骨をとらえることにより，近位骨片を支持するヘッドアンカリング効果である[9)]．粗鬆骨において有効にヘッドアンカリング効果を得るためには，正確なエントリーポイント作成と，髄内釘の深度を腱板に干渉しない範囲内で可及的近位に設置することが重要となる．エントリーポイントは正面像では骨頭頂点の 3.2 mm 外側，側面像では骨頭頂点の 2.6 mm 前方となるが，おおよそ骨頭頂点が目標となる（図❷）[7)]．髄内釘挿入に伴い，主骨片同士が整復される self-centering effect[7)]や，ブロッカーピンテクニック（図❸）の併用によって，アライメント調整が容易である点は，髄内釘の魅力である．

近位骨片のコントロールは，棘上筋腱と棘下筋腱に糸をかけて骨頭骨片をコントロールする，bridle

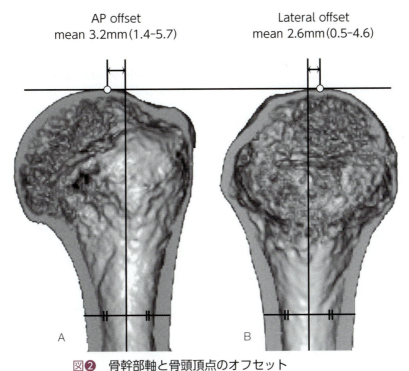

図❷ 骨幹部軸と骨頭頂点のオフセット
A．正面像におけるオフセットは，平均 3.2 mm．
B．側面像におけるオフセットは，平均 2.6 mm．

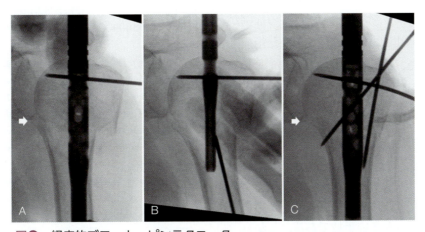

図❸ 経皮的ブロッカーピンテクニック
A．髄内釘を挿入したが，アライメント不良が残存した．
B．一旦髄内釘を抜去し，経皮的にKワイヤを刺入し，再度髄内釘を挿入した．
C．良好なアライメントが獲得された．

method と，Kワイヤによる joy-stick technique を組み合わせておこなうと，整復が容易である．骨頭骨片に対するスクリューの挿入は，高齢者においても良好な骨質が期待できる骨頭の近位内側，とくに後内側頭側の領域[10]に，骨頭を穿孔しない範囲で，可及的に長いスクリューを軟骨下骨まで，いかに多く挿入できるかが重要である．また，皮質骨同士の骨性接触を得るため，または骨折受傷時に骨幹部が衝突することにより，骨幹端部の粗な海綿骨に生じた空隙（fracture void）を可及的に小さくするために，アライメントを

調整後，主骨片間に軸圧による圧迫を加える．腱板にかけた縫合糸を，スクリューヘッドに締結する rope over bitt 法[11]は，術後の再転位，とくに内反転位を最小限にする目的に必ずおこなう．

髄内釘をおこなううえでの留意点

ガイドワイヤー挿入後の腱板切開部と上腕二頭筋腱長頭（long head of biceps tendon：LHB）は，非常に近接しているため，ガイドワイヤーの前方の非常に近い位置にLHBが確認されることが多く，ドリリングの際には，目視による確認が不可欠で，LHBへの損傷は避けなければならない．スクリューの骨頭穿孔は，比較的多い合併症[12][13]であり，粗鬆骨に対するドリリングは，手応えがわかりにくく，とくに尾側後方の領域は透視像とあわせても，穿孔が見逃される可能性が高い[14]．

棘上筋のフットプリント損傷率が低いと言われる直線型髄内釘においても，損傷のリスクがある．頚体角によっては，直線型髄内釘が挿入される髄腔中心の延長線が，棘上筋腱のフットプリントと干渉する症例が約40％あり[15][16]，健側の単純X線像を用いた術前計画が重要である．また，内側あるいは骨幹端部に第3骨片や，粉砕を伴う場合には，ロングネイルを選択することも重要である．

おわりに

髄内釘はプレートにくらべて，適応となる骨折型も少なく，不適切なエントリーポイント，マルアライメントの残存など落とし穴が多い手技である．しかし，適切なエントリーポイント，良好な閉鎖的整復位が得られた場合には，軟部組織に低侵襲で，バイオメカニカルに優れた固定性が得られ，早期運動療法を可能とする手術手技である．

文 献

1) Hodgson SA et al：Rehabilitation after two-part fractures of the neck of the humerus. *J Bone Joint Surg Br* **85**：419-422, 2003
2) van den Broek CM et al：Displaced proximal humeral fractures：intramedullary nailing versus conservative treatment. *Arch Orthop Trauma Surg* **127**：459-463, 2007
3) Stableforth PG et al：Four-part fractures of the neck of the humerus. *J Bone Joint Surg Br* **66**：104-108, 1984
4) Südkamp NP et al：Path analysis of factors for functional outcome at one year in 463 proximal humeral fractures. *J Shoulder Elbow Surg* **20**：1207-1216, 2011
5) Sproul RC et al：A systematic review of locking plate fixation of proximal humerus fractures. *Injury* **42**：408-413, 2011
6) Lopiz Y et al：Proximal humerus nailing：a randomized clinical trial between curvilinear and straight nails. *J Shoulder Elbow Surg* **23**：369-376, 2014
7) 寺田忠司：上腕骨近位端骨折：プレートとネイル，本当の使い分けとは？ *Bone Joint Nerve* **5**：469-478, 2015
8) 寺田忠司：MultiLoc PHN を用いた上腕骨近位端骨折の治療経験．骨折 **37**：610-614, 2015
9) Euler SA et al：Biomechanical evaluation of straight antegrade nailing in proximal humeral fractures：the rationale of the "proximal anchoring point". *Int Orthop* **11**：DOI 10.1007/s00264-017-3498-y, 2017
10) 山田光子：上腕骨近位端骨折の治療と骨密度．上腕骨近位端骨折 適切な治療法の選択のために．金原出版，東京，2010, pp.14-20
11) Mittlmeier TW et al：Stabilization of proximal humeral fractures with an angular and sliding stable antegrade locking nail（Targon PH）. *J Bone Joint Surg* **85A** Supple4：136-146, 2003
12) Konrad G et al：Comparison of two different locking plates for two-, three- and four-part proximal humeral fractures-results of an international multicentre study. *Int Orthop* **36**：1051-1058, 2012
13) Brunner F et al：Open reduction and internal fixation of proximal humerus fractures using a proximal humeral locked plate：a prospective multicenter analysis. *J Orthop Trauma* **23**：163-172, 2009
14) Lowe JB et al：How to use fluoloscopic imaging to prevent intraarticular screw perforation during locked plating of proximal humeral fractures：a cadaveric study. *J Orthop Trauma* **29**：e401-e407, 2015
15) Euler SA et al：Computed tomography-based prediction of the straight antegrade humeral nail's entry point and exposure of "critical types"：truth or fiction? *J Shoulder Elbow Surg* **26**：902-908, 2017
16) Euler SA et al：Lack of fifth anchoring point and violation of the insertion of the rotator cuff during antegrade humeral nailing：pitfalls in straight antegrade humeral nailing. *Bone Joint J* **96B**：249-253, 2014

～かかりつけ医でみる～ 骨粗鬆症 Q&A

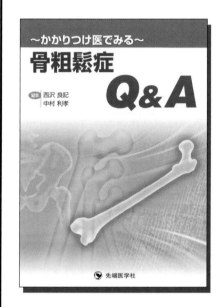

編集
西沢　良記
（大阪市立大学大学院医学研究科代謝内分泌病態内科学教授）
中村　利孝
（産業医科大学医学部整形外科教授）
- B5判，200頁
- 定価（本体4,000円＋税）
  ISBN978-4-88407-612-2

わが国の高齢化率は21％を超え，超高齢社会へと突入している．このような状況において，高齢者のQOLの維持・向上を妨げる大腿骨頸部骨折や椎体骨折の大きな要因である骨粗鬆症への医学的対応は切迫した社会の課題といえる．本書では，実診療に即した問いかけに対し，骨粗鬆症，骨代謝学の第一線の専門家が全40項目の「Q&A」形式で実践的にわかりやすく解説している．すべてのプライマリ・ケア医必携であり，つねに診療机に置いておきたい一冊．

主要目次

Part 1　骨粗鬆症の現状とその課題をみる　Q.1 骨粗鬆症とはどのような疾患か最新の定義について教えてください．また，わが国の骨粗鬆症の患者さんはどのくらいいるか教えてください．ほか

Part 2　骨粗鬆症の病態と診断をみる　Q.4 近年，CKD-MBDという概念が提唱されていますが，慢性腎臓病が骨粗鬆症に与える影響について教えてください．Q.11 DXA等の骨量測定器がない場合，骨粗鬆症診断はどのようにおこなえばよいでしょうか？また，かかりつけ医がおこなうべき最適な検査・診断について教えてください．ほか

Part 3　骨粗鬆症の治療戦略を探る　Q.14『骨粗鬆症の予防と治療ガイドライン2006年版』での骨粗鬆症の治療開始基準とその根拠を教えてください．Q.17 骨粗鬆症患者さんに対する治療薬の選択について教えてください．ほか

Part 4　治療に注意を要する骨粗鬆症患者さんの治療戦略を探る　Q.26 骨粗鬆症治療において，関節リウマチ・呼吸器疾患等で長期間ステロイドを使用している患者さんへの注意点・治療戦略について教えてください．Q.31 骨粗鬆症による円背などの脊柱変形によりGERDを合併している骨粗鬆症患者さんの治療法・薬物療法について教えてください．ほか

Part 5　きめの細かい服薬指導のために知識を得る　Q.33 ビスフォスフォネート製剤服用時に起こりうる副作用としてどのようなものがあるか教えてください．また，週1回製剤と1日1回製剤では副作用の発現に差はあるか教えてください．ほか

Part 6　骨粗鬆症治療における各科の役割を探る　Q.36 ビスフォスフォネート系薬剤関連顎骨壊死（BRONJ）について教えてください．また，医科・歯科の連携はどのようにおこなえばよいか教えてください．ほか

株式会社　先端医学社
〒103-0007 東京都中央区日本橋浜町2-17-8 浜町平和ビル
TEL 03-3667-5656（代）/FAX 03-3667-5657
http://www.sentan.com

インタビュー

骨粗鬆症性椎体骨折
―単純X線写真による診断のコツと私が考える早期手術適応―

苑田会東京脊椎脊髄病センター　星野　雅洋 先生

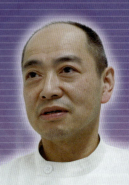

> 脊椎圧迫骨折（骨粗鬆症性椎体骨折）は高齢者における急性腰背部痛の一番多い原因であり、寝たきりの原因や生命予後にも影響を及ぼす骨折として、重要視されてきています。骨折治療後に骨折前と同様の生活が出来るよう、骨折の早期発見と適切な時期に適切な治療を選択して頂くため、単純X線写真による診断のコツと手術適用の検討のタイミングについて、脊椎専門医である星野雅洋先生に解説して頂きました。

はじめに

高齢者の腰痛において第一に考慮しなければならない疾患として骨粗鬆症性椎体骨折（以下、椎体骨折）が挙げられます。

椎体骨折の発症には
① 転倒等の明らかなきっかけがある例
② 前屈、回旋動作や荷物の持ち上げ、さらには咳、くしゃみといった日常生活動作によっておこる例
③『いつの間にか骨折』と言われる骨折のきっかけが全く記憶に無いような例
などが存在します。

これら多種多様な発症様式があり、放置されれば高齢者のADL障害や寝たきりにつながる椎体骨折の存在を疑い、早期に診断し、病状によっては脊椎専門医にコンサルトすることはかかりつけ医（整形外科や内科系を含む）の重要な役割と考えます。しかしかかりつけ医が即時に使用可能な画像診断機器は単純X線写真であることが少なくありません。ここでは単純X線写真を用いた診断のコツと私が考える早期手術適応（特に経皮的椎体形成術）について解説いたします。

単純X線写真による診断のコツ

1. 心構え：

高齢者において急性や何らかのささいなきっかけがあってからの持続する腰痛を診察する際は椎体骨折があることを前提に診察、検査を行います。骨折の診断がはっきりしなければ本来存在する骨折を見つけられていないだけだと考え、その後の診療を行っていきます。

提供　メドトロニックソファモアダネック株式会社

2. 撮影高位：

椎体骨折は胸腰椎移行部に発症することが多いですが患者は中下位腰椎部の疼痛を訴えることが少なくありません。疼痛の部位の問診や、圧痛、叩打痛といった理学所見より骨折高位を推定しX線写真を撮影する必要があります。また初診においてはやや広めに撮影することも有用と考えます。

3. 撮影方法：

単なる2方向撮影では新鮮骨折か陳旧骨折かの判断やわずかな変形を骨折と判断することは容易ではありません。単なる機能撮影でも疼痛のために十分な前後屈位が獲得できないこともあります。そこで我々は単なる2方向に加え坐位、枕を使用した臥位過伸展位（fulcrum backward bending test, FBB）の側面写真を撮影しています（図1）。これにより骨折があればそのわずかな椎体高変化や椎体内クレフトの変化を捉えられる可能性が高まります（図2）。また骨癒合の判定としても有用と考えます（骨癒合していれば椎体高は不変で椎体内クレフトの変化を認めない）。立位での撮影を勧めることもありますが、患者が意識的に伸展位をとることもあり、あまり正確ではないと考えます。

● 図1　脊椎過伸展のためのFBB撮影（Fulcrum backward bending）

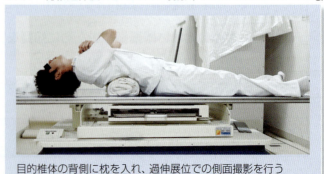

目的椎体の背側に枕を入れ、過伸展位での側面撮影を行う

4. 初診時に骨折不明:

初診時単純X線写真による骨折の診断不明であっても疼痛残存（特に坐位から臥位、臥位から坐位等の大きな体動時）するようであれば初診から1-2週間において再度撮影を行います。初診時写真との比較をすることで骨折の診断が可能となります（図3）。この時点で椎体骨折が明らかで無く体動時痛が強いようであれば脊椎専門医へのコンサルトを行います。

早期手術適応

椎体骨折の治療の第一選択は保存療法です。しかし漫然とした保存療法を行うことで患者のADLやQOLの低下を残すことがあります。一般的には4週間程度が手術検討の目安ですが、以下に述べるような病態においては早期に手術（Balloon Kyphoplasty*、固定術等）を行う必要があると考えます。

①神経症状を有する例
②1-2週間で椎体圧壊が進行する例
③初診時に椎体変形が大きい例（30%程度以上の変形）

● 図2

78歳女性　TH12椎体骨折例
通常の側面前後屈による機能撮影ではTH12骨折椎体の不安定性が不明であり、新鮮例か陳旧例かの判断が難しい。
FBB撮影によって椎体内に大きなcleftが出現し骨折部の不安定性が証明される

④認知症によって保存的治療が難しいと考える例
⑤高度肥満や高度脊柱変形等により外固定の効果が低いと考えられる例
⑥超高齢者や長期の安静や臥床がADL低下の原因になると考えられる例

かかりつけ医と専門医の連携

椎体骨折の診断と同時に重症化によるADL低下の防止においてかかりつけ医が果たす役割は重要であると考えます。地域の脊椎専門医と密接な関係を築いていただき、診断困難例や重症化の懸念のある例に対し積極的に紹介されることをお勧めいたします。またそれらの例も含め椎体骨折の原疾患である骨粗鬆症に対する治療でもかかりつけ医が重要な役割を担われていると考えます。

● 図3

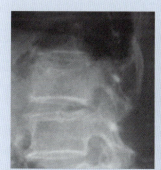
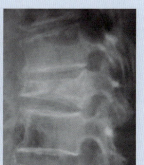

82歳女性　L1椎体骨折例
初診時骨折がはっきりしなかったが2週間後の坐位撮影にて椎体変形が高度に進行している。1-2週後の再撮影は重要な検査と考える。

*Balloon Kyphoplasty（BKP）
2011年に公的保険が適用された低侵襲性の治療法です。
経皮的に挿入した専用バルーンを、海綿骨を周囲に押し固めるように拡張することにより、椎体高の回復とセメントを充填するためのキャビティーを作成し、そこに粘稠度の高い専用骨セメントを充填して骨折部を固定します。

せぼねの病気に関する様々な情報をチェックできる
「せぼねと健康.com」
http://www.sebonetokenko.com
せぼねの病気（骨粗しょう症・脊椎圧迫骨折）について、発症メカニズム、症状、新しい治療法およびその治療を受けられる病院の検索システムを含めた治療全般に関する情報を提供しています。

提供：メドトロニックソファモアダネック株式会社

販売名：KYPHON BKPシステム　医療機器承認番号：22200BZX00118000
販売名：KYPHON BKP 骨セメント HV-R　医療機器承認番号：22200BZX00119000

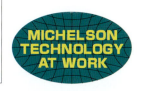

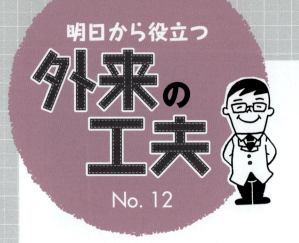

明日から役立つ 外来の工夫 No. 12

筋膜性腰痛への エコーガイド下 筋膜リリース改め Fascia hydrorelease

隠岐広域連合立隠岐島前病院 白石吉彦

Lecture Point

- 腰痛の多くは筋膜性疼痛症候群．
- 筋膜性疼痛症候群ではトリガーポイントが発生する．
- トリガーポイントは過敏化した侵害受容器という状態の呼び名である．
- トリガーポイントはFascia（筋膜，靭帯，支帯，腱膜，関節包，神経上膜などの線維性結合組織を包括する概念）に発生する．
- 「筋膜リリース」から「Fascia hydrorelease」という言葉を提唱する．
- エコー下でトリガーポイントの発痛源にFascia hydroreleaseをおこなうと，即時的に症状の改善がみられる．
- そのままでは3～7日程度で元に戻るので，療法士らとの連携とともに，生活指導をおこなう．

はじめに

　腰痛は肩こりと同様，日本人の有訴率でも常に上位を占める[1]．2001年のDeyoの論文[2]以来，腰痛の85％は原因不明とされてきた．しかし2016年の日本腰痛学会での山口県腰痛studyでは整形外科医の診察とブロックを併用することによって腰痛の78％は診断可能であると報告された[3]．非特異的腰痛の内訳は筋膜性，椎間板性，椎間関節性，仙腸関節の痛みとされている．一方で近年「筋膜リリース」という言葉が大流行している．医療機関では医師も療法士も使用し，医療機関以外では鍼灸，あるいは整体やヨガ，マッサージなどあらゆるところで使用されており，一部混乱している状況である．原因の一つは筋膜の概念，もう一つはリリースという言葉の定義の不確かさにあるのではないかと思われる．

正しい理解のために筋膜性疼痛症候群（myofascial pain syndrome：MPS），筋膜を含む上位概念であるFasciaについて，そしてエコーガイド下で治療する意味について解説していく．

筋膜性疼痛症候群とFascia

　MPSについては1983年にJanet Graeme TravellとDavid Simonsが『The Trigger Point Manual』を出版し，1990年にはTravellとSimonsがMPSの定義を，索状硬結，圧痛点，患者の痛みは圧痛点を押さえたときに認知される，痛みにより可動域制限がある，の4つと定めた[4]．

　MPSの発生機序について現在推察されている病態を説明する．筋肉に冷えや過負荷，逆に無動などのストレスがかかると筋肉内に微小損傷が発生す

表❶ MPSに対するエコー下注射でより効果のある薬剤の検討

小林論文の2つのダブルブラインド
　　生理食塩水　vs　0.5％メピバカイン
　　　　72時間後の除痛　◎生理食塩水　○メピバカイン
　　　　注射時痛　　　　×生理食塩水　◎メピバカイン
　　生理食塩水　vs　重炭酸リンゲル
　　　　72時間後の除痛　◎生理食塩水　○重炭酸リンゲル
　　　　注射時痛　　　　×生理食塩水　◎重炭酸リンゲル

※生理食塩水（pH 6.0），メピバカイン（pH 6.0），重炭酸リンゲル（pH 7.4）
(Kobayashi T et al, 2016[7]より作成)

表❷ Fasciaの異常を癒着の程度で分類

癒着（滑走性の低下）
		例
レベル0	ゆるーい	背伸びで取れる
レベル1	やや	徒手・運動療法
レベル2	固め	鍼灸・神の手の治療家
レベル3	一歩手前	Fascia hydrorelease
レベル4	がちがち	鏡視下手術，マニュピレーション

(白石吉彦ほか編，2016[8]より引用)

る．通常は数日で自己回復するが，自己回復できなかったときに微小損傷が筋肉の収縮や硬直をおこし，筋肉内の索状硬結が発生する．それらのなかに物理的に力を加えると痛みを強く感じる圧痛点が認められることがある．とくに周辺を含めた広範囲に痛みを発生させる圧痛点を発痛源（source of pain）とよぶ．発痛源からの痛みが交感神経の過敏状態を作り，血流低下，酸素欠乏，痛み物質の蓄積，再び痛みの増悪という悪循環が発生する．その結果として痛みやしびれを引き起こす症候群がMPSである．現在トリガーポイントという用語は圧痛点，もしくは発痛源という部位の名称ではなく，過敏化した侵害受容器という状態を表すものとされている[5]．

ではトリガーポイントはどこに発生するのか．それがFasciaである．Fasciaとは筋膜，靱帯，支帯，腱膜，関節包，神経上膜などの線維性結合組織を包括する概念である．現在のところFasciaに対応する適切な日本語がないため，この稿ではFasciaとして使用する．MPSでは多くは筋膜にトリガーポイントが発生する．筋膜には筋肉を包む筋外膜の場合もあれば，筋線維束を包む筋周膜，筋線維を包む筋内膜も含まれる．トリガーポイントが発生した異常なFasciaはFascia間の癒着などによって，Fascia同士の滑走性，伸張性や柔軟性の低下が生じる．体表からは可動域制限，伸張制限，硬さなどとして認識される．また，局所ではサブスタンスPやブラジキニンなどの痛み物質が増えるとされている[6]．

hydroreleaseと薬液

超音波診断装置（以下エコー）では，時に異常なFasciaが白く重積した所見が観察される．エコー下で生理食塩水，もしくは細胞外液で重積した組織をばらけさせるように注射することで即時的な効果を得ることができる．液体（hydro）で硬くなったところへ潤いを与え，緩める（release）ということで，hydroreleaseという言葉を使用している．

MPSに関して，使用する薬液については現在のところ保険診療の問題はあるが，薬理的には注射時痛，72時間後の疼痛改善から，重炭酸リンゲルが最適とされる（表❶）[7]．

筋膜以外の靱帯，腱，骨膜などの注射時痛の強い

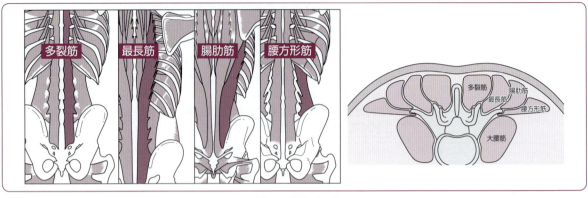

図❶ 腰部の筋肉
（白石吉彦, 2017[9]）より改変引用）

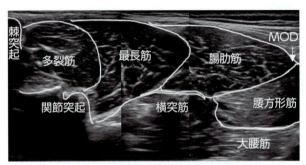

図❷ 腰部の筋肉のエコー描出
（白石吉彦, 2017[9]）より改変引用）

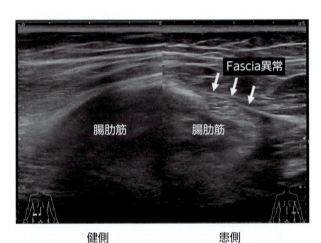

図❸ 腸肋筋Fasciaの重積

部位に関しては局所麻酔薬を使用する場合もある．トリガーポイントとして保険請求する場合は薬液に局所麻酔薬が含まれる必要があるが，治療効果は濃度に依存しないと考えている．

リリース

『THE 整形内科』[8])のなかで小林・木村はFasciaの異常を癒着の程度で分類した（表❷）．軽い癒着から説明すると，自分のストレッチで解消されるごくごく軽度の癒着，他者の手による徒手や運動療法で改善する癒着，そして鍼灸によるもの．その次が生理食塩水などの薬液を使用した注射手技で治癒可能な癒着ではないかと考える．強固な癒着に関しては麻酔下でのメスを使った剥離などが必要である．

エコー下で注射をおこなうことでmm単位での治療部位の同定が可能で，治療の効果の判定，再現性などが担保される．注射により硬く重積したFasciaがばらばらに解放されていく様子や，接している面がずらされていく様子（剥離）がリアルタイムにエコーで観察される．

Fascia hydroreleaseの実際

当然であるが，腰痛ではレッドフラッグのルールアウトが最重要である．そのうえで，筋膜性腰痛診療は，まず大まかな動作分析をおこなう．屈曲・伸展・側屈・回旋についてどの動きで痛みが出るかを観察する．腰部の筋肉は大まかに体幹中心の脊椎から外に向かって，多裂筋，最長筋，腸肋筋，腰方形筋とある（図❶）[9])．

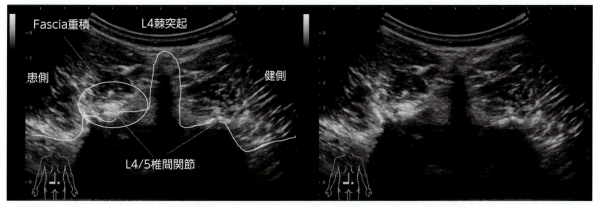

図❹　多裂筋深層/椎間関節のFascia重積

　正中に近い筋肉ほど回旋成分，外側ほど側屈成分が大きくなる．曲げていくときにズキっと突っ張る感じで痛みが出る伸張痛とギューンと痛む収縮痛とがあることに注意をする．痛みが出た動作を座位で同様におこなう．痛みが軽減するようであれば，臀部の筋肉の関与を考える．次に痛みが出る体位で頭部を前後屈してみる．痛みが増悪，または軽減するようであれば，臀部から頭部まで連なる最長筋が発痛源となっている可能性を疑う．次に腹臥位になり，圧痛部位を確認していく．先ほどの動作分析で類推した筋肉と一致するかどうか見ながら押さえる．圧痛部位にプローブを当て，筋肉を確認する（図❷）[9]．

　トリガーポイントは筋肉を包む筋外膜に発生していることが多い．白い組織の重積として観察されることもある．ただし，重積様にみえていても，必ずしも発痛源とは限らない．Fasciaが白く重積している所見は発痛源同定としての感度は高いが，特異度はそう高くない．発痛源は痛みの閾値が低下しているため，注射針を刺入していくと，患者が重いとか，ズーンとくるとか特有の痛みを訴えることが多い．明らかな重積がない場合は圧痛部位の筋外膜を狙ってhydroreleaseをおこなっていく．

　たとえば，左側屈左回旋で右腰に痛みのある60歳女性．圧痛のある部位は，腸肋筋で，エコーではFasciaの重積を認める（図❸）．エコー下で同部位に重炭酸リンゲル9 ml＋1％キシロカイン1 mlを使用し，重積部をばらけさすように，hydroreleaseをおこなった．回旋動作での痛みは10→2となった．

　次に18歳，高校球児，腰痛で練習に支障をきたしている．伸展，屈曲制限．とくに回旋動作で痛みあり．MRIは異常なし．

　左L4/5椎間関節に圧痛あり．エコーで見ると多裂筋の深層/L4/5椎間関節にFascia重積あり（図❹）．交差法で重積部に向かって針をすすめhydroreleaseをおこなう．重炭酸リンゲル10 ml＋局所麻酔薬1 mlを使用し，直後に痛みが10→1．とくに回旋動作が著明改善した．

　骨盤の傾きに気をつけた平時の座位姿勢の指導，練習前後でのストレッチの指導をおこなった．

おわりに

　肩こりにおける肩甲挙筋や菱形筋，肩関節周囲炎の肩峰下滑液包注射後に残る痛みに対してのhydroreleaseも非常に有用である．また，筋膜hydrorelease以外にも，支帯，靱帯，腱鞘，関節包，脂肪体，神経周囲なども同様に効果が認められる[10]〜[12]．腰痛であれば，梨状筋症候群，仙腸関節障害，上殿皮神経障害，椎間関節（多裂筋深層），腸腰靱帯などである．字数の加減ですべてを紹介できないが，参考図書を参照し治療を試みていただきたい[9][13][14]．正しい発痛源へhydroreleaseされれば，即時的に効果が得られ，患者満足度も高い．ピンポイントのリ

ハビリ指示を出すことが可能となる．また，原因となる姿勢や歩行，生活環境調整など生活介入の視点をもつことが完治，再発予防の点で重要である．エビデンス，機序解明のための生理学的，病理学的な検討は今後の研究が待たれる．

⚬⚬⚬ ⚬⚬⚬ ⚬⚬⚬

文　献

1) 厚生労働省：平成28年　国民生活基礎調査の概況．http://www.mhlw.go.jp/toukei/saikin/hw/k-tyosa/k-tyosa16/index.html，アクセス日：2017年8月
2) Deyo RA et al：Low back pain. *N Eng J Med* **344**：363-370, 2001
3) Suzuki H et al：Diagnosis and Characters of Non-Specific Low Back Pain in Japan：The Yamaguchi Low Back Pain Study. *PLoS One* **11**：e0160454, 2016
4) Travell JG et al：*Myofascial Pain and Dysfunction The Trigger Point Manual 2nd ed*, Lippincott Williams & Wilkins, Philadelphia, 1999
5) JMPS筋膜性疼痛症候群（MPS）研究会　http://www.jmps.jp/medical，アクセス日：2016年11月
6) Shah JP et al：An in vivo microanalytical technique for measuring the local biochemical milieu of human skeletal muscle. *J Appl Physiol* **99**：1977-1984, 2005
7) Kobayashi T et al：Effects of interfascial injection of bicarbonated Ringer's solution, physiological saline and local anesthetic under ultrasonography for myofascial pain syndrome：Two prospective, randomized, double-blinded traials. 金沢大学十全医学会雑誌 **125**：40-49, 2016
8) 白石吉彦ほか編：THE整形内科，南山堂，東京，2016
9) 白石吉彦：離島発とって隠岐の外来超音波診療，中山書店，東京，2017
10) Mulvaney SW：Ultrasound-guided percutaneous neuroplasty of the lateral femoral cutaneous nerve for the treatment of meralgia paresthetica：a case report and description of a new ultrasound-guided technique. *Curr Sports Med Rep* **10**：99-104, 2011
11) Cass SP：Ultrasound-guided nerve hydrodissection：what is it? A review of the literature. *Curr Sports Med Rep* **15**：20-22, 2016
12) Jani JB et al：Poster 186 Ultrasoud-Guided Ventral Hydrorelease of Achilles Tendon for Achilles Tendinopathy（Smiley Face Technique）：A Case Report. *PM & R* **4**：S254, 2012
13) 木村裕明ほか：Fasciaリリースの基本と臨床，文光堂，東京，2017
14) 白石吉彦：痛みに対するエコーガイド下筋膜リリース改めFascia Hydro-release. 月刊地域医学 **31**：542-547, 2017

がん骨転移治療
ビスホスホネート治療によるBone Management

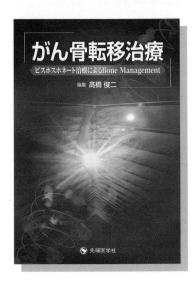

- ◆ 編集　　　髙橋　俊二（がん研有明病院化学療法科）
- ◆ 判型／頁数　B5判／224頁
- ◆ 定価　　　（本体4,600円＋税）
- ◆ ISBN　　　978-4-88407-798-3

骨転移は，近年のがん治療の進歩による予後延長などに伴い，珍しい疾患ではなくなりつつある．本書では，骨転移の集学的治療を中心に，これまでの手術療法，放射線療法，オピオイドによる除痛に，ビスホスホネート治療を加えた包括的な骨の管理「Bone Management」について，各分野の第一人者が解説．骨転移の病態／基本的治療，診断方法，がん種別などの各項目に加え，Q＆Aも充実したがん治療にかかわる医療者必携の実践書となっている．

●主要目次●

Part 1 ●骨転移治療概論
　　　　　―Bone Management の意義を中心に―
1. がん治療における骨の管理の重要性
2. 骨転移治療の現況と臨床的課題を探る　　…ほか

Part 2 ●Bone Management の観点から
　　　　　骨転移 BP 治療の臨床的意義を探る
1. 総論　骨転移治療において BP 治療を実施するメリットとは何か？
2. BP 製剤の薬理プロファイルから期待される骨強度改善（骨質の観点を中心に）　　…ほか

Part 3 ●骨転移診断の基本を理解する
1. 骨転移にみられる特徴的な症状や痛み，骨関連事象（SRE）を知る
2. 骨転移が疑われた際の診察・問診の進め方と早期発見のポイントをみる　　…ほか

Part 4 ●骨転移治療の実際をみる
1. 治療法の種類と予後予測に基づく基本的な治療方針の考え方をみる
2. BP 治療の適応と投与の実際をみる　　…ほか

Part 5 ●がん種別骨転移治療の実際をみる
1. 乳がん骨転移に対する治療の実際をみる
2. 泌尿器がん骨転移に対する治療の実際をみる（前立腺がん・腎がん）　　…ほか

Part 6 ●骨転移における BP 治療の副作用対策をみる
1. BP 治療に関連する腎障害とそのコントロールはいかにおこなうか
2. BP 関連顎骨壊死とその対応をみる

Part 7 ●骨転移治療の今後を展望する
1. 骨転移治療の将来展望と BP 治療の可能性を探る
　　―BP の抗腫瘍効果―
2. 新規治療薬の開発と臨床応用の可能性を探る
　　―抗 RANKL 抗体などを中心に―

Part 8 ●骨転移治療 advanced lecture Q&A
Q1. 痛みのない骨転移患者に対する BP 治療の意義について教えてください
Q2. 骨転移，画像診断時の鑑別上の注意点について教えてください　　…ほか

株式会社　**先端医学社**

〒103-0007 東京都中央区日本橋浜町 2-17-8 浜町平和ビル
TEL 03-3667-5656（代）/FAX 03-3667-5657
http://www.sentan.com

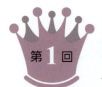

第1回 冠名診察法
―ルーツもあわせて紹介します―

冠名徴候・検査は，検査機器も十分にない時代に考案され，先人達の観察力と分析力には学ぶべき点は多い．本連載では，冠名徴候・検査のルーツなどを紹介するとともに，現在の臨床的意義や検査手技を紹介する．

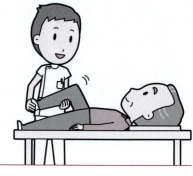

肩，肘編

東都文京病院
玉井和哉

No.1 Impingement test（Neer test/Hawkins test）
➡ 肩峰下インピンジメントを検出するためのテスト

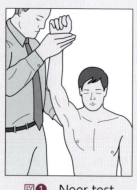

図❶ Neer test
（Neer CS 2nd, 1983[3]）より作成）

Neer test

目的	肩峰下での組織の衝突を人為的に再現し，痛みが生じるかどうかをみる．
方法	検者は一側の手で肩甲骨を押さえながら，他側の手で上肢を他動的に屈曲する．
判定	肩関節前上方に痛みが生じれば陽性．

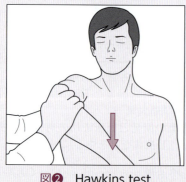

図❷ Hawkins test
（Hawkins RJ et al, 1980[4]）より作成）

Hawkins test

目的	肩峰下での組織の衝突を人為的に再現し，痛みが生じるかどうかをみる．
方法	肩関節屈曲90°の位置から前腕を押し下げ，肩関節内旋を強制する．
判定	肩関節前上方に痛みが生じれば陽性．

　肩の動きのなかで，腱板ならびに肩峰下滑液包が烏口肩峰アーチ（肩峰・烏口肩峰靱帯・烏口突起）に衝突し，痛みや組織損傷を生じる病態を肩峰下インピンジメント（subacromial impingement）とよぶ．原因は棘上筋腱の通路の狭窄（肩峰前縁の骨棘，下方に弯曲した肩峰など）と，それ以外のもの（大結節の変形治癒，腱板の筋力低下，肩関節のゆるみなど）とに大別される．

Impingement testは肩峰下での組織の衝突を人為的に再現し，痛みが生じるかどうかをみるprovocation testである．Neerが初めてimpingement testを述べたのは1977年で，上肢を強制的に挙上して上腕骨を肩峰前縁に衝突させる手技と書かれている[1]．肩峰下インピンジメントの中心的病変が肩峰前縁にある[2]ことを前提とするテストである．この手技では検者は一側の手で肩甲骨を押さえながら，他側の手で上肢を他動的に（外転ではなく）屈曲する（図❶）[3]．また1％リドカイン10 mlを肩峰下に注射すると，同じ手技をおこなっても痛みは生じなくなる[1]．これは肩峰下に原因があることを確かめる手段であり，現在はimpingement injection testと称されることが多い．

一方Hawkinsらは1980年のimpingement syndromeについての解説のなかで，上述のNeer testとは別の方法として，肩関節屈曲90°で内旋を強制する手技を示している（図❷）[4]．そしてこの手技では棘上筋腱が烏口肩峰靱帯の前方部分に衝突すると述べている[4]．その後，Neer test，Hawkins testの手技によってどこが衝突して痛みを生じるのかという点について，実験を含めてさまざまな議論がなされてきたが，明白な結論は出ていない．実臨床では，衝突部位に多少の違いがあると思われる2つの手技をともにおこなうことで，肩峰下インピンジメントの診断が確かになると考えられる．

No.2 Relocation test（Jobe）

→ 目立たない肩関節の不安定性（前方亜脱臼）を検出するためのテスト

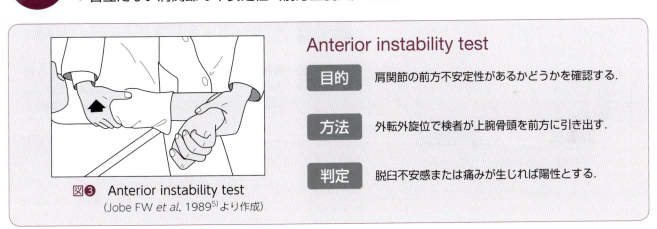

Anterior instability test

目的 肩関節の前方不安定性があるかどうかを確認する．

方法 外転外旋位で検者が上腕骨頭を前方に引き出す．

判定 脱臼不安感または痛みが生じれば陽性とする．

図❸ Anterior instability test
（Jobe FW et al, 1989[5]より作成）

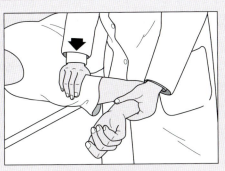

Relocation test

目的 前方不安定性テストで生じる不安感（痛み）が上腕骨頭の前方移動によるものであることを確認する．

方法 外転外旋位で検者が上腕骨頭を後方に押し込む．

判定 上腕骨頭の整復感（relocation）があり，不安感や痛みが消失すれば陽性とする．

図❹ Relocation test
（Jobe FW et al, 1989[5]より作成）

スポーツ選手の肩関節障害のなかで，肩峰下インピンジメントと不安定性は頻度も高く，重要な病態である．

しかし，肩関節の不安定性は骨頭の異常な動きによって二次的な肩峰下インピンジメントを生じるため，誤って肩峰下インピンジメントと診断されることも稀ではない．このような問題を背景として，Jobeらは1989年，目立たない不安定性（前方亜脱臼）を検出する手技を示した[5]．

患者を仰臥位とし，診察台の外に腕を出す．まず外転外旋位を取らせ，検者が上腕骨頭を前方に引き出すと，前方不安定性のある患者は脱臼不安感または痛みを訴える[前方不安定性テスト（anterior instability test），図❸]．この状態から検者が上腕骨頭を後方に押し込むと，検者は上腕骨頭の整復感（relocation）を感じ，患者は不安感や痛みを感じなくなる（relocation test，図❹）．

このrelocation testは，前方不安定性テストで生じる不安感（痛み）が上腕骨頭の前方移動によるものであることを裏付けるテストであると言える．

Lift-off test（Gerber）
➡ 肩甲下筋腱の断裂を検出するためのテスト

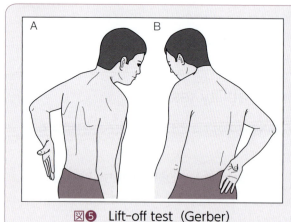

目的	肩甲下筋の筋力をみる．
方法	手を後ろに回し，身体の後ろに浮かせるようにする．
判定	肩甲下筋の筋力が正常であれば，腰に当てた手を後方に浮かすことができる（A）．肩甲下筋腱が断裂していると，手を浮かすことができない（lift-off test陽性）．

図❺ Lift-off test（Gerber）
（Gerber C et al, 1991[6]より作成）

腱板断裂はcommon diseaseであるが，肩甲下筋腱の単独断裂はそれほど多くない．Gerberらは1991年，肩甲下筋腱単独断裂16例の報告のなかで，診断に有用な特徴的所見として，"病的なlift-off test"を示した[6]．

肩甲下筋の筋力が正常であれば，背中に当てた手を浮かす（lift-off）ことができる（図❺A）．しかし肩甲下筋腱が断裂していると，身体から手を離すことができない（図❺B）．これは肩甲下筋の筋長が最小となる肢位，すなわち肩関節伸展・内旋位で筋力低下が最も表れやすいことを利用したテストである．

同じくGerberらが1996年に述べたbelly-press test[7]も肩甲下筋の筋力をみるテストとしてよく用いられる．筋電図を用いた研究によると，lift-off testは肩甲下筋下方の力を反映し，belly-press testは肩甲下筋上方の力を反映すると考えられている[8]．

No.4 Posterolateral rotatory instability test（O'Driscoll）

⇒ 肘関節の外側尺側側副靱帯の機能不全を検出するためのテスト

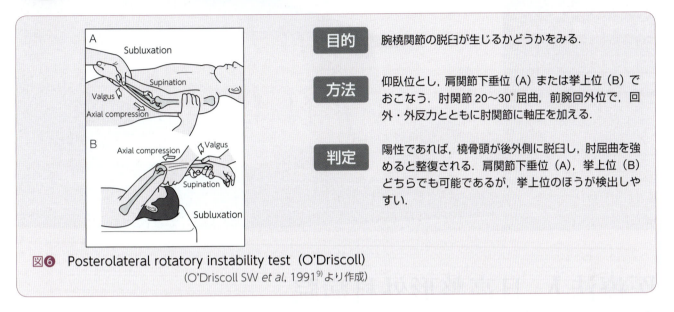

目的 腕橈関節の脱臼が生じるかどうかをみる．

方法 仰臥位とし，肩関節下垂位（A）または挙上位（B）でおこなう．肘関節20〜30°屈曲，前腕回外位で，回外・外反力とともに肘関節に軸圧を加える．

判定 陽性であれば，橈骨頭が後外側に脱臼し，肘屈曲を強めると整復される．肩関節下垂位（A），挙上位（B）どちらでも可能であるが，挙上位のほうが検出しやすい．

図❻ Posterolateral rotatory instability test（O'Driscoll）
（O'Driscoll SW et al, 1991[9]より作成）

　O'Driscollらは1991年，肘関節脱臼などの外傷後に，肘伸展位，前腕回外位で橈骨頭の亜脱臼や肘外側部の不安定感をくり返した5例を報告した[9]．そしてこの不安定性が，外側尺側側副靱帯の機能不全により腕尺関節が亜脱臼し，その結果二次的に腕橈関節の脱臼を生じるもので，近位橈尺関節の脱臼（輪状靱帯の断裂）ではないことを明らかにした．O'Driscollらはこれをposterolateral rotatory instabilityとよび，唯一posterolateral rotatory instability testによって検出できると述べた．

　このテストは患者を仰臥位とし，肩関節下垂位（図❻A）または挙上位（図❻B）でおこなう．どちらの場合も肘関節20〜30°屈曲，前腕回外位で，回外・外反力とともに肘関節に軸圧を加えると，橈骨頭が後外側に脱臼する．肘屈曲を強めると整復される．肩関節挙上位での手技のほうが，より簡単に不安定性を誘発できるとされている．

文　献

1) Neer CS 2nd et al：The Shoulder in Sports. *Orthop Clin North Am* **8**：583-591, 1977
2) Neer CS 2nd：Anterior acromioplasty for the chronic impingement syndrome in the shoulder：a preliminary report. *J Bone Joint Surg Am* **54**：41-50, 1972
3) Neer CS 2nd：Impingement lesions. *Clin Orthop* **173**：70-77, 1983
4) Hawkins RJ et al：Impingement syndrome in athletes. *Am J Sports Med* **8**：151-158, 1980
5) Jobe FW et al：The diagnosis and nonoperative treatment of shoulder injuries in athletes. *Clin Sports Med* **8**：419-438, 1989
6) Gerber C et al：Isolated rupture of the tendon of subscapularis muscle. Clinical features in 16 cases. *J Bone Joint Surg Br* **73**：389-394, 1991
7) Gerber C et al：Isolated rupture of the subscapularis tendon. Results of operative repair. *J Bone Joint Surg Am* **78**：1015-1023, 1996
8) Tokish JM et al：The belly-press test for the physical examination of the subscapularis muscle：electromyographic validation and comparison to the lift-off test. *J Shoulder Elbow Surg* **12**：427-430, 2003
9) O'Driscoll SW et al：Posterolateral rotatory instability of the elbow. *J Bone Joint Surg Am* **73**：440-446, 1991

連載⑫

施設探訪
より良いロコモ診療を求めて
IN FUKUOKA

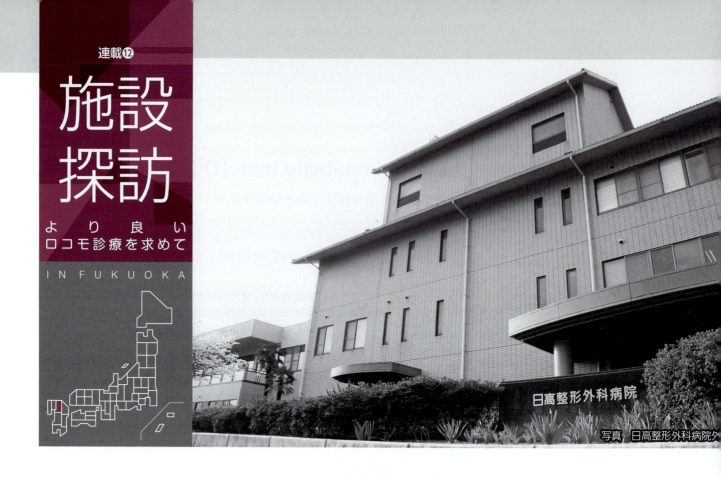

写真 日高整形外科病院外観

医療法人 日高整形外科病院
―骨粗鬆症総合診療体制を通した治療アプローチ―

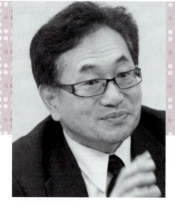

日高 滋紀
医療法人 日高整形外科病院
院長

Information

医療法人 日高整形外科病院
〒830-0053
福岡県久留米市藤山町1644-5

骨粗鬆症とそれに伴う脆弱性骨折はロコモティブシンドロームのなかでも，高齢者のADL, QOLを極端に悪化させる疾患です．しかしながら，その治療率と治療継続率はとても十分とは言えず，高齢者の骨折がまだまだ，増加しつつあります．当院では，この骨粗鬆症に対して，総合診療体制を構築し，院内各部署，各職種が連携しながら，骨粗鬆症性脆弱性骨折を少しでも減らすための方策を実現するために，邁進しています．

はじめに

　当院は，福岡県久留米市の南部に位置する『ゆのそ』にある37床の整形外科病院です．設立は1991年5月で，当年で創立27年になります．ロコモ疾患のなかで，高齢者のADL, QOLを極端に悪化させる脆弱性骨折とその原因疾患である骨粗鬆症に関して，創立10年を過ぎた2002年7月に院内で骨粗鬆症総合診療体制をつくりました．当時，ビスホスホネート製剤が創薬され，骨粗鬆症薬の発展, 進歩が始まりました．DEXA法による骨密度測定の再現性が格段に高まったことと相まって急激に骨粗鬆症に対する治療効果が上がってきました．図❶は，その当時の骨粗鬆症総合診療体制のイメージ図です．

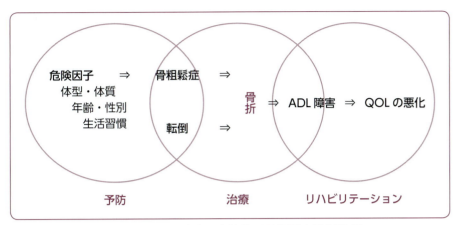

図❶　骨粗鬆症診療の全体像（骨粗鬆症総合診療）

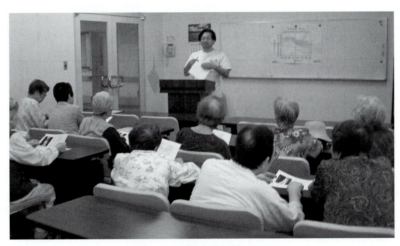

図❷　骨粗鬆症説明会の様子

骨粗鬆症総合診療体制を始めた理由

　開院当初よりQDR1000の骨密度測定器を設備した当院では，測定した骨密度の結果を患者さんに理解していただいて，骨折の危険性，治療効果を自分のこととして実感してもらうことが治療効果につながると考えていました．開院5年を経過した1996年頃には骨粗鬆症説明会（図❷）と称して骨粗鬆症の患者さんに対して集団教育を始めています．この説明会をおこなう過程で，各専門職（看護師，理学療法士，管理栄養士，診療放射線技師）がその講師となり患者さんに対して骨密度測定の結果説明や，職種に特化した生活指導，栄養指導，運動指導をおこなうために共同して企画したり学習したりする必要性が出てきました．その時点で医師の主導のもとに，骨粗鬆症総合診療体制をつくることになったのが，2002年7月です（図❸）．2006年には骨粗鬆症教室として，年4回の食事会を含めた毎月開催となっていました．

薬物療法臨床研究のきっかけ

　2003年4月福岡で開催された日本医学会総会の際，当時，日本骨粗鬆症学会理事長であった故

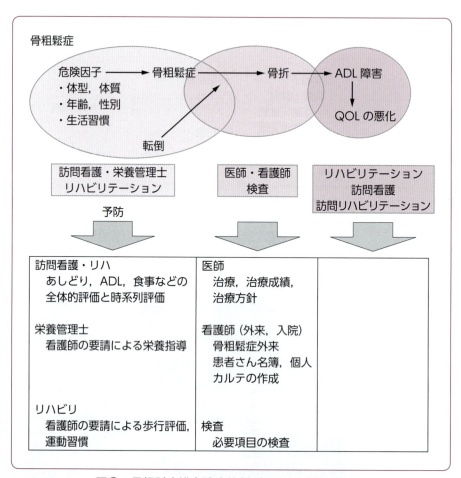

図❸ 骨粗鬆症総合診療体制（2002年7月作成）

森井 浩世先生と偶然に連絡バスで乗り合わせました．折しも，久留米臨床整形外科医会として，久留米市へ骨粗鬆症検診実施要望書を提出していましたのでそのとき，骨粗鬆症検診に関して，森井先生とお話をしました．それがきっかけで，森井先生直々に，骨粗鬆症学会への入会と演題発表のお誘いを受けました．当院の骨粗鬆症外来の紹介と，活性型ビタミンDの治療効果をその年の10月の第5回日本骨粗鬆症学会で発表しました．

以後，2007年11月第9回日本骨粗鬆症学会で，『一般診療における活性型ビタミンD単独投与とビスホスホネート剤併用との治療成績の比較』を発表することになりました．

以後の薬物療法効果研究

その後，かなり有効な骨粗鬆症薬が使えるようになって，骨粗鬆症の薬物治療が革新的に進歩してきました（図❹）．2011年11月には第13回日本骨粗鬆症学会で『ミノドロン酸の治療成績』を発表しその後，第14回『ミノドロン酸の治療成績』，第15回『アレンドロネート長期使用骨粗鬆症患者における血清TRACP-5b値の検討』，第16回『骨粗鬆症治療薬，新薬ラッシュのなかでの使い分け』，第17回『重症骨粗鬆症症例に対するデノスマブの治療成績』，第18回『重症骨粗鬆症症例に対するデノスマブの治療成績（続報）』を発表しました．

また，日本臨床整形外科学会でも，第24回『アレンドロネートの治療成績』，第26回『テリパ

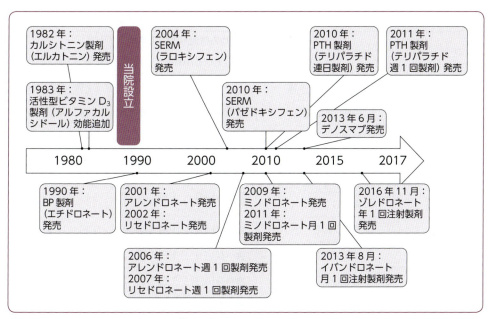

図❹ 骨粗鬆症治療薬の歴史

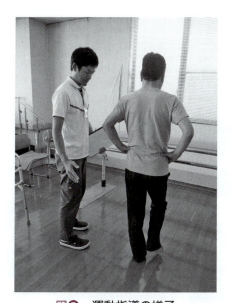

図❺ 運動指導の様子

ラチド連日注射製剤の有効性と限界』，第27回『デノスマブの有効性』，第28回『テリパラチド連日注射製剤（PTH）24ヵ月終了時の治療成績とその後の継続治療について』，第29回『テリパラチド連日注射製剤（PTH）24ヵ月終了後のデノスマブ使用症例の治療成績』，第30回『イバンドロネート注射製剤の治療成績など各種，骨粗鬆症治療薬剤の当院における治療成績』を発表し，その結果を現実の患者さんに還元しています．

骨粗鬆症の運動療法

当院では骨粗鬆症患者に対して定期的に骨粗鬆症歩行評価というものを実施して運動指導をすることで転倒予防につなげています．骨粗鬆症歩行評価の内容としてはロコモ度テストの立ち上がりテストと2ステップテストに加え，10 m全力歩行と片脚起立テスト（静的バランス）および timed up and go テスト（動的バランス）を実施しています（図❺）．その後，ロコモーショントレーニング（ロコトレ）を基本とした運動指導を実施しています．当院でのデータ（2010〜2015年）では，骨粗鬆症歩行評価を実施した骨粗鬆症患者301名のうち，3名が大腿骨頚部骨折を発症し，その3名に共通するのが，片脚起立テスト左右2秒未満でした．片脚起立テストは5秒以内で転倒リスクが高いこと[1]や，要介護者[2]や転倒群[3]では健常高齢者にくらべ有意に低いことが報告されています．また，当院では骨粗鬆症患者に対して診察室で片脚起立テストをおこない，5秒未満は運動器不安定症として理学療法士による介入を心掛けています．これはより転倒リスクが高い骨粗鬆症患者をしっかり運動指導することで転倒予防につなげ，今後の医療費削減や要介護者の減少につ

表❶ カルシウム摂取量チェック表

						Ca量　227 mg	
氏名　　　　　　　　様							
1	大豆製品	豆腐　1/3丁	食べない0	1日1回120	1日( )回	週2〜3回40	
		納豆　小1袋	食べない0	1日1回36	1日( )回	週2〜3回12	
2	牛乳	牛乳　200 ml	食べない0	1日1回200	1日( )回	週2〜3回70	
		スキムミルク 大さじ3杯	食べない0	1日1回200	1日( )回	週2〜3回70	
3	乳製品	ヨーグルト　小1ヶ	食べない0	1日1回110	1日( )回	週2〜3回40	
		チーズ　1切れ	食べない0	1日1回120	1日( )回	週2〜3回40	
4	海草, 小魚	めざし　2〜3本	食べない0	1日1回25	1日( )回	週2〜3回8	
		しらす　10 g	食べない0	1日1回50	1日( )回	週2〜3回15	
5	野菜類	緑黄色野菜, 淡色野菜を片手に1杯くらい	食べない0	1日1回40	1日(3)回	週2〜3回15	
6	青少年時代は, 牛乳を飲む習慣がありましたか.		はい		いいえ		

あなたのカルシウムは足りていますか？
1日どのくらい召し上がるかお答えください.

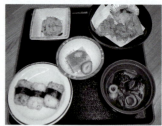
冬のメニュー　2007.01.23

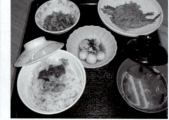
秋のメニュー　2006.10.24

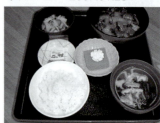
夏のメニュー　2006.07.25

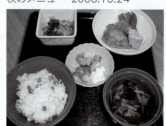
春のメニュー　2006.04.25

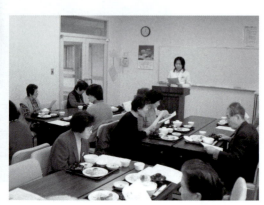

図❻　食事会の様子

ながると考えられるからです.
　院外に対しては月に1回実施している健康教室や年に1回参加している久留米まち旅博覧会でロコモティブシンドロームをテーマに啓発や運動指導に取り組んでいますが，今後，更なる地域住民への働きかけや予防医学の充実を責務と考えています.

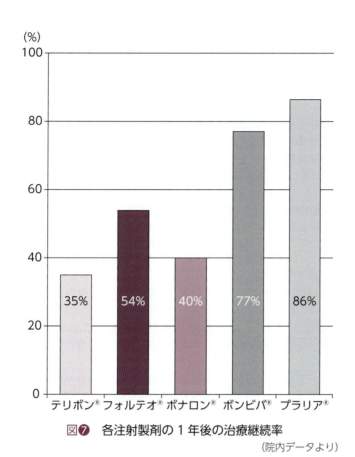

図❼ 各注射製剤の1年後の治療継続率
(院内データより)

骨粗鬆症の栄養指導

　骨粗鬆症治療の基本は薬物療法ですが，それが十分な効果を発揮するためには，あわせて食事療法が非常に重要であることは周知の事実です．

　食事療法といえばカルシウムですが，入院患者には病院給食でカルシウムを700 mg（『日本人の食事摂取基準2015年版』よりカルシウム推奨量は700 mg）含み，適正カロリーと蛋白質量にてバランスの良い食事を提供しています．しかし，骨粗鬆症の患者さんは，「日頃，こんなにしっかり食べていません」といわれることが多くあります．外来患者さんの食事指導の際，食事内容（カルシウム含有の多い食品の摂取状況）の聞き取りをすると（表❶），200～500 mgの摂取にとどまっている人が多く，独居や夫婦二人のみの世帯もかなり見受けられ，家族が多い世帯にくらべると食事内容もパターン化して内容に乏しかったり，野菜メインの内容で蛋白質が不足していたりとさまざまな問題点もみえています．実際『国民健康・栄養調査結果』の栄養素等摂取量をみても，全年齢でカルシウム摂取量が不足しています．

　患者さんにバランスの良い食事やカルシウムやビタミンD，蛋白質を多く含む食品を積極的に摂りましょうとお話しても，理解が難しかったり，食材をどう使用したらいいのかわからずに，日常の食事に結びつかないことが多々あるので，前述のように，当院では，実際にお食事を召し上がっていただく，"骨粗鬆症の食事会"を年4回（春・夏・秋・冬）開催しています（図❻）．特別な食材を使用するわけでなく，いつも食卓に上がる食材にカルシウムを多く含む食品を加えて，ちょっぴり季節感を楽しんでいただける内容となっているので，実際に参加された人から，「これくらいな

表❷ 骨粗鬆症リエゾンサービス簡易評価票：OLS-7

評価項目	具体的な方法（詳細版）	具体的な方法（簡易版）	具体的な方法（ミニマム版）
1．骨折リスクツールでリスク評価されていますか？	FRAXによる定量的評価，FOSTA，身長低下	身長，体重，年齢，既存骨折，家族歴（FRAXの簡易型），FOSTA，身長低下	FOSTA，身長低下
2．既存骨折と併存疾患は確認されていますか？	既存骨折・骨折部位・続発性骨粗鬆症の原疾患の確認	既存骨折・骨折部位・お薬手帳による他疾患治療状況の確認	既存骨折・骨折部位の確認
3．栄養状態は評価されていますか？	管理栄養士による個人栄養指導・もしくはNSTによる評価	医療スタッフにより食事摂取状況と栄養についての情報提供がされている	食事摂取が出来ているかの確認がされている
4．運動・転倒リスクは評価されていますか？	運動機能の定量的評価（握力，片脚起立時間，TUGなどフレイルに関連するもの）やロコチェック・転倒歴が確認され，指導されている	転倒リスクについて評価され，運動療法についての指導もしくは情報提供がされている	過去一年間の転倒の有無が確認されている
5．服薬状況は評価されていますか？	薬剤師による服薬管理・重複投与と経時的服薬状況の確認	残薬の確認・重複投与と経時的服薬状況の確認	服薬継続の有無が確認されている
6．QOL・ADLは評価されていますか？	JOQOL，SF-36などの評価ツールで定量的に評価されている	メディカルスタッフによりQOL，ADLが評価されている	QOL，ADLについて問診している
7．循環型の連携システムが考慮されていますか？	データベースを用いた循環型リエゾンサービスが経時的に行われている	循環型リエゾンサービスが経時的に行われている	OLSの対象患者としてリストが作成されている

FOSTA：[体重（kg）－年齢（歳）]×0.2がFOSTA値．FOSTA値が－4未満を高いリスク，－4以上－1以下を中リスク，－1より大きければ低リスクとする．
NST：栄養サポートチーム．NST専門療法士の在籍，NST施設認定などを必要とする．
フレイル：日本老年医学会が提唱する高齢者の身体機能の低下状態で，健常と要介護状態の中間的状態．
TUG：Timed Up & Go test：椅子に座った状態から3m先の目標まで行って帰ってくる時間を測定する．
ロコチェック：ロコモティブシンドロームを疑う際のチェックリスト．
JOQOL：Japanese Osteoporosis Quality of Life Questionnaireの略．日本の骨粗鬆症患者のQOLを定量化するアンケート．
SF-36：国際的に用いられている自己報告型健康状態調査票．
循環型リエゾンサービス：複数の施設・機関の間で，情報共有・診療連携協力が行われ，一方通行でない診療支援サービスが行われていることを指す．

（鈴木敦詞，2016[4]）より引用）

ら，家でもできそうだ」，「牛乳もこういう使い方をすると美味しいですね」という声が聞かれ，うまく理解していただけているようです．

　今後の課題は，骨塩量や食事内容にさまざまな問題を抱え，治療が必要であるにもかかわらず，診察，食事指導，食事会に興味をもっていない人たちへのアプローチ方法だと考えています．

外来看護と総合外来の今後

　2006年には骨粗鬆症教室が，年4回の食事会を含め毎月開催となっています．内容は，骨密度の検査結果の見方，説明，治療薬の話，運動，栄養，日常生活の注意点などを毎月テーマに分けて話をしています．担当は，医師・看護師・薬剤師・理学療法士・管理栄養士とそれぞれの専門の知識を生かして，患者さんにわかりやすい説明を基本におこなってきました．患者さんに，運動の程度と量をわかりやすく伝えるために，病院近くの公園まで散歩をおこない，30分以上の運動を体験してもらったこともありました．

　開院（1991年）当初より，骨折も起こさず，骨粗鬆症の治療を続けている患者さんも現在5名

いますが，現実には，忙しい外来のなか，中途脱落者も少なからずおり，骨粗鬆症の治療継続率は，なかなか上がらないのが現状です．注射製剤の治療継続率を調査しましたが，図❼のごとく決して満足できるレベルではありませんでした．骨粗鬆症学会では，骨粗鬆症リエゾンサービス（OLS）をしっかり定着できるように，OLS-7 という簡易評価票を作成しています（表❷）[4]．当院には 3 名の骨粗鬆症マネージャーがいて，それぞれが，各部署で頑張っていますが，さらに骨粗鬆症マネージャーを育成し，病院全体に骨粗鬆症治療の重要性を認識してもらうことを通じて，すべての患者さんが，以後の骨折を起こさない，STOP at ONE もしくは，Make This Fracture The Last が実現できれば良いと願っています．また，その実現のために，OLS-7 簡易評価票各項目の把握状況を，職員，患者さんに可視化するための事務局の設置を検討しています．

文　献

1) Vellas BJ *et al*：One-leg balance is an important predictor of injurious falls in older persons. *J AM Geriatr Soc* **45**：735-738, 1997
2) 日総研：島根県内 3 保険者の全認定者対象調査結果，2002
3) 島田裕之：施設利用高齢者のバランス機能と転倒との関係．総合リハ **28**：961-966, 2000
4) 鈴木敦詞：骨粗鬆症リエゾンサービスと簡易評価票「OLS-7」について．日本骨粗鬆症学会雑誌 **2**：123-128, 2016

連載 ロコモ ティールーム

第12回

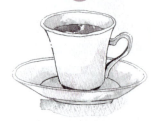

ロコモと筋硬症

東北大学名誉教授/国立病院機構仙台西多賀病院・脊椎脊髄疾患研究センター長　国分正一

　若いころのこと，横浜市立大学の土屋弘吉教授らが1968年に記述した後頭下の圧痛点への局所麻酔注射がむちうち症によく効いた．11年前に仙台西多賀病院で外来診療を始めたのだが，しばらくして，その注射で五十肩（急性期），ぎっくり腰が即座に解消し，手足のしびれも多くが軽減することを知った．後頭下を粗大解剖してみたところ，胸鎖乳突筋が4つに分かれていて，上記の圧痛点は鎖骨後頭骨頭（CO頭）の頭側筋腱移行部に一致していた．大後頭神経には無関係とわかった．圧痛点をK点と命名し，以来，患者さんの愁訴に耳を傾け，筋肉に触れ，K点ブロック（やがて指圧も），数年前からは自己ストレッチ後の変化を捉えて，「筋肉由来の痛み」の謎解きを進めてきた．

　筋肉はロコモーションにおけるエンジンである．これまで筋力，スピード，持久力のある筋肉が望ましいとされてきた．リハビリテーション，筋トレは元より，ロコトレにおいても然りとみえる．しかし，無痛で，伸びやすく関節可動域を狭めない筋肉が，とくに高齢者には大事である．

　力を抜いた安静時筋トーヌスが高い．すなわち筋腹を摘まむと硬い芯があり，圧搾すると激痛が生じる筋肉はほとんどが痛みを引き起こしている．筋硬症である．筋硬症は，1919年にドイツのSchade HがMyogelose（英語はmyogelosis）と命名したものを，私どもの教室の第2代飯野三郎教授がそう邦訳し，日本整形外科学会『整形外科学用語集』に初版から収載されている．

　筋硬症になる筋肉はK点筋群（これまで39個が認められている）と独立筋（37個）の2つに分けられる．K点筋群はK点ブロック，指圧，上腕三頭筋長頭ないし薄筋の自己ストレッチに一斉に反応し，独立筋は個別に筋端へのブロック，指圧，自己ストレッチに反応する．筋緊張をコントロールする2種類の反射があると読める．加えて，多くの筋肉でその関連痛域の皮膚が知覚検査のピンプリックに，深部組織（腱，骨膜，関節包など）が圧迫に対して痛覚鋭敏化する．しかも，それは自己ストレッチなどで筋肉が柔らかくなると正常化する．筋硬症は非特異的疼痛のほぼすべて，しかも既存病名があっても発痛機序が不詳のものの多くをカバーするようだ．

　ロコモ啓発活動が主たる対象としている下肢の移動能力低下は，筋硬症の視点から次のように説明できよう．

　先般，某国を訪れた際に元首相のオフィスに連れていかれた．お会いすると，踵が痛く

連載 ロコモ ティールーム

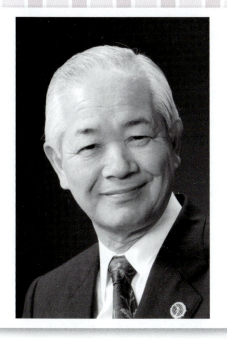

Profile 国分 正一（こくぶん しょういち）

東北大学名誉教授，1968年東北大学医学部卒業，1995年同整形外科教授，2006年同定年退職．以降，国立病院機構仙台西多賀病院・脊椎脊髄疾患研究センター長として「筋肉由来の痛み」の臨床研究を展開している．

2001年IFPOS＋日本小児整形外科学会会長，2004年日本整形外科学会学術総会会長，2005年日本脊椎脊髄病学会学術集会会長，2003～2009年日本小児整形外科学会理事長，2007～2017年整形災害外科学研究助成財団理事長．

国際的には1999～2005年 National Delegate, SICOT, 2001～2006年 Chief National Delegate, APOA, 2003～2010年 Member, International Steering Committee, BJD, 2005～2008年 President, Asian Pacific Spine Society．過去22年間にアジア諸国から200名を越える若い脊椎外科医を短期・長期研修で受け入れ，なお交流・支援に力を注いでいる．

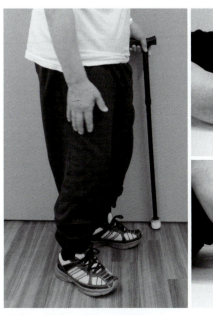
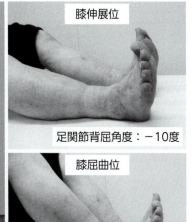

図❶　とぼとぼ歩きの機序
筋硬症による腓腹筋内側頭の二次的伸長性低下が膝伸展位での足関節背屈を制限し，歩幅が短縮する．

てつけない，歩けない，足底腱膜炎と診断されているとのこと．独立筋であるヒラメ筋の筋硬症であった．同筋の自己ストレッチは椅子掛けで，足を後ろに引き，床へと踏み込むものである．それを指導し，やってもらうと，たちどころに痛みなく歩けるようになった．Magic!　と喜んでいただけた．このヒラメ筋と相棒の短腓骨筋は，除圧手術で間欠跛行がなくなった脊柱管狭窄症の患者が，なお訴え続ける足底のしびれの責任筋である．冷え，むくみ，時に反射性交感神経性ジストロフィー（reflex sympathetic dystrophy：RSD）も引き起こす．

膝OAあるいは人工膝関節全置換術（total knee arthroplasty：TKA）後の膝痛は多くが半

膜様筋から生じる．関節裂隙のみならず，上下の内顆にも圧痛がある．バレエの第3ポジションの足の構えで膝を屈伸すると膝痛がとれ，圧痛も陰性化する．

　椅子から立ち上がれない．何かに手をついて，あるいは上体を前傾して立ち上がる．これらの立ち上がり困難は上部大殿筋の筋硬症による．同筋のストレッチは椅子掛けで膝を組み，乗せたほうの腿〜膝に両手を当てて対側に引く．痛みがとれ，ないし軽くなり，立ち上がりが楽になる．決して筋力・バランスだけの問題ではない．

　腓腹筋の内側頭が曲者である．こむら返りを起こすものの，普通は痛みを自覚しない．60歳前後から伸長性が劣り始め，膝伸展位での足関節の背屈可動域が0度以下と減ずれば，小股のとぼとぼ歩きで，つまずきやすくなる．いずれ手術療法を開発したいものである（図❶）．

　ロコチェック，ロコモ度テスト，ロコトレと皆さんの努力のおかげで年々ロコモ理解度・認知度が上昇している．「筋硬症」の新風を吹き込んで，ロコモ予防・ロコモ治療の両面でロコモ啓発活動の真価を一層高めていただきたい．

参考文献
・飯野三郎：結合織炎(Fibrositis)について：いわゆる寝違え，背腰痛の諸問題．東京医事新誌 **67**(**2**)：22-25, 1950
・土屋弘吉ほか：いわゆる鞭打ち損傷の症状．臨整外 **3**：278-287, 1968
・国分正一：胸鎖乳突筋上のK点からみた運動器の非特異的疼痛．*J Spine Res* **1**：17-29, 2010

先端医学社　定期刊行物ご案内

◆炎症性腸疾患（IBD）の病態解明・治療法確立と患者さんのQOL向上をめざす情報誌．

IBD Research
Journal of Inflammatory Bowel Disease Research

- 季刊誌（3,6,9,12月各10日発行）
- A4判／80ページ程度
- 定価（本体2,000円+税）
- 年間購読料：8,000円+税（年4回）

◆医学生・研修医を含む若手の消化器内科医に向けて，消化器病の臨床をおこなうにあたって重要な「サイエンス」を取り上げ，臨床へとつながる基礎の知識をわかりやすく解説．

消化器病学サイエンス
Science of Gastroenterology

- 季刊誌（3,6,9,12月各1日発行）
- A4判／60ページ程度
- 定価（本体2,500円+税）
- 年間購読料：10,000円+税（年4回）

◆分子レベルで解明の進んでいるリウマチ性疾患の病態の発症機序をいかに臨床へ応用するか，その最先端情報を解説するリウマチ病学の専門誌．

分子リウマチ治療
Molecular Rheumatology and Therapy

- 季刊誌（1,4,7,10月各20日発行）
- A4判／60ページ程度
- 定価（本体2,300円+税）
- 年間購読料：9,200円+税（年4回）

◆本誌は進歩著しい「炎症」と「免疫」に関する分野における研究成果を臨床にフィードバックさせ，新しい治療へのアプローチを模索する情報誌．

炎症と免疫
Inflammation & Immunity

- 隔月刊誌（毎偶数月の各20日発行）
- B5判／100ページ程度
- 定価（本体2,000円+税）
- 年間購読料：12,000円+税（年6回）

◆睡眠医学を医療全般に反映することをめざす専門誌．最新知見を幅広く網羅し，臨床に役立つ情報を提供．

ねむりとマネージメント
Sleep and Management

- 年2回（3,9月各25日発行）
- A4判／50ページ程度
- 定価（本体2,000円+税）
- 年間購読料：4,000円+税（年2回）

弊社の出版物の情報はホームページでご覧いただけます．また，バックナンバーのご注文やご意見・ご要望なども受け付けております．

株式会社　先端医学社

〒103-0007 東京都中央区日本橋浜町2-17-8 浜町平和ビル
TEL 03-3667-5656（代）/FAX 03-3667-5657
http://www.sentan.com

次号予告

Vol. 4 No. 2　2018年5月10日発行

▶座談会
ロコモと運動器慢性痛

▶特集
ロコモと運動器慢性痛
① Overview（序）
② 加齢と慢性痛の疫学
③ ロコモと腰背部痛
④ ロコモと膝関節痛
⑤ 骨粗鬆症と慢性痛
⑥ サルコペニアと慢性痛
⑦ ロコモに伴う慢性痛に対する理学療法

クリニカルクエスチョン①：
　日常診療でできる認知行動療法はありますか？
クリニカルクエスチョン②：
　高齢者に対する鎮痛薬処方上の注意点を教えてください

▶連載
処方エキスパートへの道
　漢方薬①　しびれに対する漢方薬

治療選択 誌上ディベート
　人工股関節全置換術のアプローチ　前方（DAA）/前側方/後方

明日から役立つ外来の工夫
　物理療法の選択

冠名診察法―ルーツもあわせて紹介します―
　頸椎・脊髄

施設探訪 ―より良いロコモ診療を求めて―
　医療法人社団橘会　整形外科米澤病院

ロコモ ティールーム

LOCO CURE

Vol.4 No.1 2018

定価（本体 2,200 円＋税）
年間購読 8,800 円＋税（送料弊社負担）

・本誌に掲載する著作物の複製権・翻訳権・上映権・譲渡権・公衆送信権（送信可能化権を含む）は株式会社先端医学社が保有します．
・JCOPY ＜（社）出版者著作権管理機構委託出版物＞
本誌の無断複写は著作権法上での例外を除き禁じられています．複写される場合は，そのつど事前に，（社）出版者著作権管理機構（電話 03-3513-6969，FAX 03-3513-6979，e-mail：info@jcopy.or.jp）の許諾を得てください．

2018年2月10日発行

編　集　「Loco Cure」編集委員会

発行者　鯨岡　哲

発行所　株式会社　先端医学社
〒103-0007
東京都中央区日本橋浜町2-17-8
浜町平和ビル

電　話：03-3667-5656（代）
ＦＡＸ：03-3667-5657
郵便振替：00190-0-703930
http://www.sentan.com
E-mail：book@sentan.com
印刷・製本／三報社印刷株式会社

ISBN978-4-86550-315-9　C3047 ¥2200E